前　言

高频通气和膈肌起搏在呼吸系统领域中，扮演着急救和康复治疗的作用。高频通气由于具有开放性通气的特征，操作简便，深得广大基层医院所推广应用。但对其在慢性阻塞性肺疾病的治疗价值，仍然存在争议。这也是笔者过去多年来关注和研究的问题。

膈肌起搏目前在国外主要是以植入式体内膈肌起搏器的形式应用于临床，仅限于颈脊髓麻痹呼吸功能不全、先天性中枢性低通气患者。1987 年 5 月自从笔者发明了体外膈肌起搏器以来，将膈肌起搏技术加以扩大和延伸。

本书介绍高频通气和膈肌起搏的理论与临床应用研究，其中不少篇幅是笔者在教学和临床实践的经验总结。体外膈肌起搏技术在过去 20 多年中，曾经是国内研究的热门课题。作者在本书中都作了阶段性总结及引述许多学者的研究成果。至于后记所叙述，是过去笔者在大学教学、医疗和研究活动中的经历和心得，以抛砖引玉，祈望赐教。

谢秉煦

2013 年 12 月 25 日于纽约

U0250457

谢秉煦教授简介

谢秉煦 男 1938 年 2 月生，美籍华人，祖籍广东梅县。1962 年毕业于中山医学院医疗系，毕业后在中山医学院第一附属医院传染病科任住院医师、助教。毕业后第二年协助朱师晦教授完成疟疾抗复发治疗的流行病调查，协助彭文伟副教授撰写《伤寒与副伤寒的鉴别诊断》、《伤寒与副伤寒并发症与预后关系》等 4 篇临床研究论文，论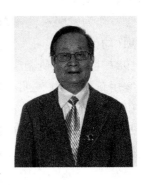文发表在广东医学、中华医学杂志（第二作者）。1970 年至 1972 年由于在中草药治疗急性黄疸型肝炎临床治疗研究取得成果，负责中山一院中草药加工厂，与老中医药工合作生产推广治疗肝炎、溃疡病、咽喉炎等方剂，用喜树碱治疗急性粒细胞白血病，石上柏治疗真性红细胞增多症等研究也有成效。从 1974 年起做慢性支气管炎、肺气肿中草药物筛选研究、肺心病的阻抗血流图的临床研究，并在中山医学院学报及国内医学杂志发表 5 篇研究论文，被中国阻抗学会、中国阻抗杂志社聘请为特约编辑。自 1974 年开始担任内科代理主治医师工作。由于在肺心病早期诊断方面的成果，1979 年获广东省科学技术大会奖（谢秉煦、郭广柏、张赐龄）。曾任中山医学院主办的《家庭医生》的记者和编辑，后成为该科普期刊知名的科普作者。1976 年参加卫生部举办的高级自然辩证法学习班，参加中山医学院《自然辩证法讲义》编写，《医学与哲学杂志》特约编辑。担任《新医学》、《实用内科杂志》、《进修医师杂志》、《山东医药》、《湖南医学》、《现代诊断与治疗》等特约撰稿人。参加《实习医生手册》、《内科急症治疗学》、《简明内科学》等专著编写，

《今日治疗》主编（1990）。在国内发表第一作者论文 180 篇以上。1984 年起任中山医科大学内科呼吸系副教授、副主任医师。从 1985 年开始高频通气的临床研究，发表 10 篇以上高频喷射通气治疗 ARDS、自发性气胸、支气管哮喘、COPD 呼吸衰竭、肺心病等研究论文及高频通气专题讲座与综述。在全身性、系统性红斑狼疮的临床和病理研究有 5 篇论著登载在《中华内科杂志》和《中华结核和呼吸杂志》上。1987 年担任内科呼吸系硕士研究生导师。

作为发明家，曾先后在国内获 4 项实用新型专利和发明专利 1 项（均为第 1 发明人），其中有 3 项专利已经实施投产和临床应用。1987 年 5 月，研制成功体外膈肌起搏装置及技术应用的发明专利实用新型（第 1 发明人），为世界首创。该专利投产及应用后，取得了良好社会和经济效益。1988 年 4 月出席名古屋召开的日本第 27 回 ME 学大会，宣读体外膈肌起搏在慢性阻塞性肺病膈肌功能康复的研究论文，该论文在《中华结核和呼吸杂志》1988 年第 11 期上发表。1988 年 10 月获得体外膈肌起搏装置及技术应用发明专利，并荣获北京国际发明展览会牌和奖状，首届国际专利及新技术设备展览会金奖。1988 年 7 月荣获国家卫生部重点课题科研基金 8 万元人民币。1989 年该项专利应用成果，获广东省高教局、广东省卫生厅，科技进步一等奖和广东省政府科技进步二等奖。1988 年底破格升任中山医科大学内科呼吸系教授。1989 年 3 月随家庭移民美国纽约（校长批准停薪留职 2 年）。1989 年 7 月，应美国体内膈肌起搏器创始人、耶鲁大学（Yale University）Dr. Glenn 教授的邀请访问耶鲁大学医学中心，介绍体外膈肌起搏器及应用研究。1990 年 11 月，发明高频通气膈肌起搏器，并获得专利（第 1 发明人及专利权人）。1991 年 5 月 18 日高频通气膈肌起搏器通过广东省医药管理局、广东省科学技术委员会的科学技术成果鉴定。同年获广州市重大科技奖和优秀产品奖。1992 年高频通气膈肌起搏器荣获国家医药管理局科技进步二等奖，1993 年高频通气膈肌起搏器获国家科委的科技进步三等奖状及奖章。

曾任广州泰科医用电子有限公司高级医学顾问、总监。

业余喜爱摄影，在美国纽约摄影学会取得高级摄影会士

（FPNY）名衔。曾任 2008 年纽约摄影学会副会长、纽约摄影学会国际摄影沙龙赛副主席，摄影作品连续多年获多项奖章及奖杯。曾获纽约摄影学会、纽约沙龙摄影协会国际摄影沙龙比赛 1 枚金牌和 3 枚铜牌。摄影作品曾入选美国摄影学会、香港摄影学会、新加坡摄影学会、香港大众摄影学会、香港摄影沙龙协会等国际摄影展览。

目　　录

第1章 高频通气的研究与临床应用

呼吸衰竭以缺氧或伴有二氧化碳潴留为特征，严重呼吸衰竭的治疗除了治疗其病因以外，重要的是恰当地实施以应用机械通气为代表的呼吸支持技术，帮助患者度过危险期，直至呼吸功能的逆转和恢复。近年来通气模式日渐增多，随着通气策略的改变，非常规通气技术和各种辅助通气方法的深入研究和呼吸监护技术在不断地进步。

当前有学者提出两大通气策略：

（1）采用小潮气量（$5\sim6mL/kg$）或低通气压力（平台压$\leqslant30\sim35cmH_2O$，$1cmH_2O=0.098kPa$）策略；2000年的一项关于ARDS的临床研究（ARDSnet）显示，$6mL/kg$的小潮量通气可降低ARDS患者死亡率，该结果确实令人鼓舞。目前普遍认为，即使ARDS患者已使用了$6mL/kg$的小潮气量，若其气道平台压$>28\sim30cmH_2O$则仍需要进一步降低潮气量。

（2）允许$PaCO_2$逐渐增高，所谓"允许高碳酸血症"（HPC）策略。

（3）吸气时加用足够的压力，让萎陷肺泡尽量复张，呼气时加用适当PEEP让其保持开放，即所谓"肺开放"策略。以上策略互相联系又有区别，其目的都是为实施"肺保护"。

回顾20世纪70年代以来我国开始推广临床应用HFV的历程，无论是笔者本人或其他临床应用HFV的同道，都取得了可喜成绩。HFV的特点：小潮量、低气道压的开放性通气方式，亦符合上述策略。加之HFV无创性通气，避免气管插管或气管切开，操作简易，对于广大基层医院仍有实用价值。

◎ **参考文献**

[1]俞森洋.机械通气研究的进展[J].中国重病急救医学，1998，10（09）：571.

[2] 俞森洋，朱元珏. 通气机所致肺损伤和通气策略的改变[J]. 中华结核和呼吸杂志，1996，19(04)：249-252.

1.1　高频通气概述

在 20 世纪 60 年代末，瑞典学者 Sjostrand 在为减少自主呼吸对血压的影响实验中，采用接近生理死腔的低潮气量与前频率的通气方式通气。1970 年 Jonzon 连续报道了他们的研究结果，高频通气由此应运而生。1972 年 Lunkenheimer 发明了高频震荡(HFO)，1976 年 Smith 将喷射通气和高频技术结合，提出高频喷射模式。美国 Klia 和 Smith 将喷射通气和高频通气技术组合而一，并设计一种新型的呼吸机进行高频率间歇性的喷射通气，这种 HFJV 机采用射流技术，频率为 0.5~5Hz 或更高。

近年来有关 HFV 的研究报道成倍增加，认识却不一致。目前一致公认的概念是通气频率至少为人或动物正常的 4 倍，而潮气量接近或少于解剖死腔量。如成人通气频率 60 次/min 以上，并有高达 3000 次/min。1969 年由 Oberg 和 Sjostrand 首先提出高频正压压通气(HFPPV)，是以气动阀高频定时控制气流，压缩气体通过气动阀连接器的侧壁或直接与气管套管与鼻导管相接。常用通气频率 60~120 次/min，潮气量 3 smL/kg，吸/呼比值为 0.3。HFJV 的概念于 1976 年由 Sanders 最早提出。现常用 HFJV 机采用高压气源通过一细孔的小管以喷射，细孔小管通过以喷射气流形式注入气道，通气频率 120 次/min(2.5Hz)。

我国 HFV 技术始于 1978 年，首先由曹勇用电焊喷枪方法对高频喷射通气进行试验获良好效果。20 世纪 80 年代开始曹勇、李宗翼等研制了第一代 HFJV 呼吸机，为 HFJV 技术在我国得到广泛应用，创造了良好的条件。1985 年 HFJV 技术获得了国家科技发明三等奖，此后曹勇、李宗翼等又获得了国家该项技术推广奖。1990 年 11 月谢秉煦、练洪琛发明了高频通气膈肌起搏器(high frequency ventilation diaphragm pacemaker, HDP)(见附件 4)创造性地将 HFV 和 EDP 有机地融合在一起，对如 ARDS 的急性呼吸衰竭和 COPD

的慢性呼吸衰竭的治疗均有良好疗效。通过全国各地推广应用论文报道获得了好评。

1.2 高频通气类型

HFV 可分三种不同类型，即高频正压通气（high frequency positive pressure ventilation，HFPPV），高频喷射通气（high frequency jet ventilation，HFJV）和高频振荡通气（high frequency oscillation，HFO）。

（1）HFPPV 首先由 Oberg 和 Sjostrand 描述（1969 年）。多采用气阀法，即以高频气动阀控制气流，定时将气体送入吸气管内。通常选用的频率为 60～120 次/min（1～2Hz），潮气量为 3～5mL/kg，吸气与呼气时间比＜0.3（图 1-1）。

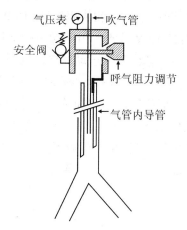

图 1-1 导管法 HFPPV 装置示意图

（2）HFJV 1967 年由 Sander 最初介绍 HFJV 概念。采用高压电源，以喷射方式将气体从一个细孔导管送入气道。通常选用的气源压力为 103.4～344.7 kPa，通气频率为 120～600 次/min（2～10Hz），潮气量 2～5mL/kg。它与 HFPPV 的主要区别不是频率的高低，而是采用了喷射装置，所以它的潮气量除喷射容量外，还有一部分根据 Venturi 原理卷吸带入的气体（图 1-2）。

3

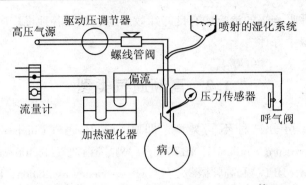

图 1-2　HFJV 装置示意图(引自 Bancalari E 等)

(3)HFO 由 Lunkenheimer 等于 1972 年首先报道,通过活塞泵的往返运动或扬声器的振动波,促进气体进出气道,振动频率高达 300~3600 次/min(5~60Hz),潮气量 1~3mL/kg。此外,HFO 最常见的有高频胸壁振荡(HFCWO)和体表振荡(HFBSO)两种。目前公认 HFO 是最为完善的 HFV 技术,由于频率的加快,整个呼吸周期始终有气流存在,包括轴向气流运动和横向物质传递,可使气道内始终保持一定压力,即 Auto-PEEP,减少顺应性差的肺泡萎陷;加之其频率极快可使顺应性好的肺泡和顺应性差的肺泡之间产生往返排灌现象,加强气体的床分混合和弥散,避免了正常肺泡过度膨胀,对肺泡起保护作用。当 HFO 高频率与人体肺脏处于共振频率时,小气道的阻力最小,可进行直接肺泡通气(图 1-3)。

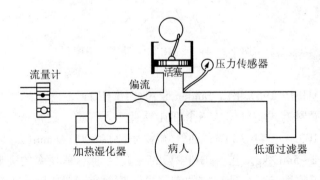

图 1-3　高频振荡通气机示意图(引自 Bancalari E 等)

以上三种高频通气机的特点见表1-1，临床上最常用的是 HFJV 和 HFOV，它们的优缺点比较见表1-2。

表 1-1 　　　　　　　　**HFJV 与 HFOV 的优缺点比较**

	优　点	缺　点
HFJV	与 PPV 比较，气道压（PIP/$\bar{P}$aw）↓ 与 PPV 比较，如果 $\bar{P}$aw↓，血流动力学改善 气压伤危险↓	需要封闭气道的气管内导管和另外的通气机
HFOV	与 PPV 比较，ΔP↓，FiO$_2$↓，气压伤危险↓，仅需单个通气机 新生儿和儿童的应用，在美国已得到 FDA 的批准	$\bar{P}$aw↑ 高气道阻力时气体陷闭患者的体位

注：$\bar{P}$aw = 平均气道压；PIP = 气道峰压；PPV = 正压通气；ΔP = 峰压-呼气末压；FiO$_2$ = 吸氧浓度；FDA = 美国食品和药品管理委员会。

表 1-2 　　　　　　　　**高频通气机的特点**

输送系统	频率（次/min）	潮气量	呼气	吸/呼气比例	特制的气管内导管	第2个通气机	气道峰压（与 PPV 比较）	平均气道压（与 PPV 比较）
HFPPV 螺线管	60~150	>V_D	被动	可变	不需要	不需要	↓	↓
HFJV 螺线管	120~600	≤V_D	被动	可变	需要	需要	↓	↓
HFOV 活塞或隔膜	300~3600	<V_D	主动	可变或固定（常1:1）	不需要	不需要	↓	↓

除以上基本形式以外，还有高频断流（high-frequency flow interrupter，HFFI）即是 HFJV 和 HFOV 特点相结合。高频胸壁震动（high-frequency chest oscillation，HFCWOV）系改良的血压计套袖置于胸壁上，套袖内压力范围为 3 ~ 23kPa（30 ~ 230 H$_2$O），以 3 ~ 20Hz 频率在胸壁上加压震动。高频体表震动（high-frequency body surface oscillation，HFBSO)，以及高频联合通气(combined HFV)即常频与高频的联合。

1.3　高频通气的气体运输机理

FDA 将高频通气定义为呼吸频率超过 4 倍正常呼吸频率或大于 150bpm 的辅助通气，"TV"概念不适用 HFV。HFV 气体运输机理目前并不完全清楚，提出有 6 种：①Direct bulk flow 对流；②Taylor Dispersion 湍流；③Pendeluft 摆动迪斯科；④Asymmetric Velocity Profiles 不对称侧流；⑤Cardiogenic mixing 心搏混动；⑥Molecular diffusion 分子弥散(图 1-4)。

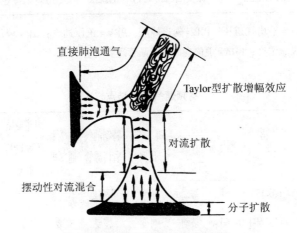

直接肺泡通气

Taylor型扩散增幅效应

对流扩散

摆动性对流混合

分子扩散

图 1-4　高频通气机制示意图

有些学者认为，无论 HFV 或正常呼吸其气体运输都依靠整团对流(bulk convection)以及弥散(molecular diffusion)，此过程两者的作用大小有差异，在对流起主要作用时，可能存在直接肺通气；HFV 起主要作用时，气体运输认为可能是中心气道内出现增强扩散(弥散)，与肺外用部分的分子弥散二者结合。

HFV 的生理效应有：

(1)对流团块运动气体运输均通过对流和弥散实现直接肺泡

6

通气。

（2）摆动式反复充气，因时间常数不同或由一对称分叉导致的平行肺单位之间的气体交换，又称为 Disco 肺摆动。

（3）不对称的流速剖面吸气时气体受压力梯度作用右移，速度呈抛物面规律分布，在振荡周期的中点压力梯度逆转则这段气体向左移动，回流时速度接近于均匀分布。HFV 时流体质团不断受往返运动的影响，且由于吸气和呼气时在分叉管道内的流速剖面不对称，致使气道内气体产生双向运动，质团发生不同方向的纯位移，即氧在管腔中央新流入，CO_2 在管腔周边部流出，从而形成了质团的纯对流运送。

（4）Taylor 传播高速气流成紊流气流，在气道内运动紊乱，气体分子不规则运动，相邻气体分子增强弥散，这是轴面速度剖面与径向浓度相互作用的结果。HFV 时气体流速大，在传导气道内增加湍流（turbulence）。Taylor 证明，当弥散加上对流时，气体的传播和交换将大大增加。

（5）心源性振荡心脏泵样作用，使远端气腔分子弥散增加。

1.4　高频通气的优越性及使用注意事项

HFV 与 CMV 机相比较有以下优点：

（1）对心血管系统的压迫作用较小。HFV 由于潮气量接近解剖死腔，HFV 期间平均和最大气压较低所致。

（2）可减少气压伤的发生。CMV 时较慢的频率和较大的潮气量，常伴有较高的最大扩张压，可破坏上皮细胞，引起较多的蛋白漏出，并易引起气压伤。而 HFV 则能在较低的扩张压达到良好的气体交换，从而减少气压伤发生。

（3）HFV 时清醒患者的自主呼吸不消失，不存在呼吸不同步和对抗；HFPPV 和 HFOV 期间的胸内为负压，肺内气体分布近似于自主呼吸，胸膜腔内压和肺内压改变较小，压力改变抑制呼吸中枢的传入传出冲动，从而抑制自主呼吸，不易发生对抗呼吸。

(4)HFV 减少对中心静脉压(CPV)、颅内压的波动，可减少早产婴儿颅内出血的几率，并对显微神经外科创造"安静"的手术条件。

(5)HFV 开放气管通气，具有气体对流和气体弥散作用，能维持有效通气，防止缺氧的危险。

(6)HFV 时可能防止在心肺复苏期间吸引不像 CMV 易引起 PaO_2 明显下降。

HFV 使用时注意事项：

(1)二氧化碳潴留。HFV 时由于采用潮气量较低，应用后可引起 CO_2 潴留，尤其是吸入氧浓度过高和潮气量过低时。因此，多数学者认为，HFV 不适宜用于治疗 II 型呼吸衰竭。但也有文献报道，HFV 导致 COPD 患者 CO_2 潴留的作用不大。CO_2 的弥散能力比氧约大 20 倍，故早期使用 HFV 不会产生 CO_2 潴留。若与正压通气交替使用，可弥补其通气过度造成 CO_2 排出过多的不足。

(2)气道湿化不足。HFV 的每分钟通气量一般均在 10L 以上，HEW 可达 20~60L，使加热湿化器不易达到湿化要求，因此可导致气道湿化下足。

(3)肺充气度。主要见于采用 HFJV 时，由于其高压气源的压力达 103.4~344.7kPa，显著高于胸廓弹性回缩压(2.9~3.9kPa)，可引起呼气量降低而导致肺充气过度。

(4)此外，HFV 尚存在一些问题，如湿化、肺泡萎陷、肺顺应性改变等，长期使用时应小心谨慎。

1.5 应用高频喷射通气时的注意要点

1. 防止气道梗塞

有学者报告在应用 HFOV 治疗较难治的新生儿呼吸衰竭等病例时，常因黏液分泌物堵塞而发生明显的气管梗阻，故在应用 HFJV 时必须适当吸引和湿化。Nordia 等研究了 HFJV 期间黏液纤

毛的转运功能(MCT),并发现自主呼吸的对照动物,可观察到
1cm/min的正常转运速度。如HFJV期间未湿化,MCT在10min内
完全停止,故HFJV期间必须加强湿化。在成人湿化液量以30mL/
h最适合,可保护MCT。若湿化超过40mL/h也会使MCT破坏,并
在较小支气管内观察到水量。湿化宜利用HFJV所用的40~50磅/2
(psi)压力,而且CMV湿化器可压缩容量,限制通气的有效性。用
以湿化的0.2%盐水最好通过输液泵控制,以防止湿化过多地沉积
于远侧段气道。

2. 防止肺内气体进行性积滞

新生儿应用HPPV潜在的最严重并发症是呼气不足而引起肺
泡气体进行性积滞,使最大和平均终末呼气压升高,为防止此并发
症,保持吸气时间便显得很重要。

3. 气压伤和机械性并发症的预防

虽然与CMV相比,HFJV气压伤等并发症的发生率明显较低,
但仍有报告。由于HFJV为10多年前应用于临床的较新的机械通
气方法,故在新近才应用的医务人员首先应熟悉机械性能,以防止
气压伤和机械性并发症发生。

4. 采用HFJV时对喷射管的位置应放置妥当

动物实验结果表明,HFJV喷射管的益处不仅对于供氧,而且
对CO_2的排出都很重要。尤其当频率较高时,如果喷射气流不直
接指向隆突中央,喷射口愈接近隆突,通气不均匀愈明显。喷射管
口的形状和位置也很重要,喷射管口位于一侧可能仅产生单侧肺
通气。

◎**参考文献**

[1]俞森洋. 呼吸衰竭机械通气治疗的最新进展[J]. 中国实用内科杂志,
　　2000,20(1):11.
[2]曹勇. 高频通气[M]. 南昌:江西科学技术出版社,1989:286.

[3]俞森洋，贾友明．高频通气的进展[J]．国外医学呼吸系统分册，1992
（2）：58-61.

1.6 如何理解 HFV 作用原理和方式
与临床的辩证关系

首先要指出，HFV 的作用原理与常规机械通气（CMV）的传统观念完全不同。前者的通气频率高（60～300/min），潮气量小于生理死腔；后者模拟人肺自然呼吸，呼吸器参数设定和正常呼吸相仿。通常的通气过程分为宏观和微观两个过程。呼吸运动推动气道气体做集团移动是呼吸宏观过程的表现形式；而气体的分子布朗运动，穿过肺泡毛细血管的弥散过程是通气的微观形式。过去传统观念是把宏观通气与微观通气过程截然分开，认为人工呼吸器只对宏观通气发挥作用。其实在低频率通气时，惯性项很小，微观效应较小，因而 CMV 是以宏观过程占主要位置；随着通气频率的提高，容抗减少，惯性项占主要比重。所以 HFV 时弥散过程，即微观过程的影响相应增大，微观通气成为主要方面。

由于 HFV 的原理主要是气体弥散，它不受气道局部组织顺应性及其阻力的影响，因而在改善通气/血流比例失调方面明显优于 CMV，对于以弥散障碍为主的单纯性呼吸衰竭患者，应用 HFV 其疗效更为显著。

在通气方面，HFV 机与 CMV 机也不相同。前者只有后者的 1/3 到 1/2 通气量，这样有利于胸腔内静脉血回流，减少对心搏出量的负效应。HFV 压力降低的原因是容抗随频率的增加而减少。由于 HFV 潮气量低，每次呼吸流量减少，这样与流量成比例的摩擦阻力压也减少。至于呼吸时比，CMV 的吸气/呼气为 1：2，有利于呼气完全排出，不致气体阻滞在肺泡和气道内，使静脉回流充分，心排出量维持在正常水平。而 HFV 要求呼吸时比为 2：1 至 1.5：1，否则吸气相虽然来得及充盈，而呼气相却来不及排空，结果使残气量和功能残气量增加。

通气障碍形式不同，选择呼吸机各异。阻塞性通气障碍是阻力增大，时间常数增大限制性通气障碍则要求大潮气量，低频率型呼吸机。显然，HFV 对限制性通气障碍合适而对阻塞性通气障碍未必有利。但近年的研究表明，HFV 对阻塞性通气障碍治疗，在适当调整通气频率和潮气量参数之后，仍可收到较好效果。

近年国外对 HFV 的作用机理的研究又有新的进展。Korbut 等报告在游离鼠肺中增加呼吸率（化 50～1000 次/min）时，肺内前列腺环素（prostacyclin，PGI_2）释放增加。而 PGI_2 是一种有力的肺血管扩张剂，可调节缺氧性肺血管的收缩反应作用。Wetzel 等动物实验证明，HFJV 可增加肺内 PGI_2 的产生，缺氧时尤为显著；而且 HFJV 可降低缺氧对肺血管收缩反应。

◎ 参考文献

[1]谢秉煦.高频通气临床应用的新进展[J].实用内科杂志，1987，7(7)：390-392.
[2]谢秉煦.高频通气在呼吸衰竭的临床应用[J].新医学，1987，18(3)：117，126-127.

1.7 高频通气在儿科急性呼吸窘迫综合征的临床应用

HFV 在儿科的临床应用

儿科应用 HFV 通常应用 HFJV 和 HFOV 最多也最有效。HFV 可治疗新生儿重症呼吸衰竭、NRDS、MAS、ARDS、气漏患儿、持续性肺动高压及肺发育不良等症治疗疗效肯定，安全性好。与 CMV 相比，HFV 的优越性主要在于减少气道中的压力波动，HFV 时募集更多的肺泡使肺处于均匀充气及合适容量状态，而减少了 CMV 应用中并发症如漏气及 CID。

1. *HFV 治疗新生儿重症呼吸衰竭*

新生儿呼吸衰竭的临床表现为呼吸困难、发绀、血气显示 PaO_2 小于或等于 6.0kPa，$PaCO_2$ 大于或等于 6.7kPa，重症：

$PaCO_2$ 大于或等于 9.3kPa。不少学者认为，应用 OMV 疗效不佳的新生儿重症呼吸衰竭用 HFV 是呼吸序贯治疗的一种有效方法，可使一部分新生儿重症呼吸衰竭获得生存的希望。CMV 失败者，改用 HFV 能有效改善氧合，降低给氧浓度。HFOV 将成为临床上治疗新生儿呼吸衰竭的理想通气模式之一。1.2HFV 治疗新生儿急性呼吸衰竭症（ARDS）：严重感染窒息、缺氧、休克、全身炎症反应等容易发生新生儿 ARDS，也是新生儿的最常见的高危因素。ARDS 的特征：发病快、病情进展迅速、顽固性低氧血症。一般供氧难以纠正 $PaO_2/Fio < $ 或 $= 26.67kPa$，胸 X 线动态观察迅速发展为两肺透明亮度降低或弥漫性浸润影，大片融合病灶，肺不张，甚至白肺，除外心肺疾患，治疗以 HFO 效果最好。1997 年 Blandl 在患 HMD 的小早产儿成功地应用高频低潮气量机械通气，呼吸频率为 $60 \sim 110$ bpm，吸气时间为 $0.15 \sim 0.25$ s，治疗 24 例婴儿，22 例存活（92%），未见明显并发症。Sdeinc1982 年对 24 例严重 NRDS 婴儿，以 $60 \sim 66$ bpm 的频率和少于 0.35s 的吸气时间作 HFJV 治疗，其结果相似。仅一例发生气胸（4%），一例死亡存活率（90%）。其他报告了 HFJV 在肺间质性气肿和新生儿持续性高压的治疗中可能有效。为严重肺发育不良的婴儿的肺通气提供了一种较好的方法。

目前研究发现在接受 HFV 的早产儿中气体交换改善，漏气综合征明显减少。学者主张 HFOV 治疗新生儿呼吸窘迫综合征（NRDS）时采用增加容量和肺泡复张策略，使 MDP 在肺泡关闭压之上，促进塌陷肺泡重新张开，并改善通气，减少了肺损伤。而研究结果也提示，与常规正压通气比较，此策略可减低慢性肺疾病的发生率。HFOV 在成人 ARDS 治疗中发挥了较好的作用，但仍需更多的临床研究证实。

2. 持续性肺动脉高压

过去采用 CMV 治疗效果不佳，难以改善氧合。有研究发现 FOV 联合吸入氧化氮（NO）对患儿持续性肺动脉高压引起的低氧血症治疗比 CMV 通气甚至体外膜肺更有效。可能由于 HFOV 可保持肺处于最佳膨胀状态，NO 更易进入肺内发挥疗效。

3. HFV 治疗先天性膈疝

有研究发现 HFOV 治疗该病可减少对体外膜肺氧合的依赖。

4. HFV 治疗支气管胸膜瘘

它是临床使用机械通气难题，CMV 通气由于潮气量较大，形成气道压较高，常使瘘口难以愈合。而 HFV 气道压力低，减轻瘘口压力，对瘘口愈合有利。在临床上亦有采用高频振荡（HFOV）呼吸支持成功帮助愈合的报告。

综上所述，HFV 治疗新生儿重症呼吸衰竭，NRDS、MAS、ARDS、气漏患者，持续性肺动脉高压及肺发育不良等疾病疗效肯定，安全性好。与 CMV 相比，HFV 的优越性主要在于减少了 CMV 应用中的并发症。

5. 儿科应用 HFV 的护理

湿化要恰当，如湿化不恰当可引起坏死性气管炎。其次吸痰，HFV 时不需要常规吸痰，但需要观察胸壁活动情况，若活动减弱，提示有阻塞，应立即吸痰处理。此外，排除管道积水。

6. HFV 的并发症及注意事项

（1）空气陷闭，空气陷闭造成内源性呼吸末正压（PEEP）是 HFV 常见的并发症，需及时诊断和处理。降低气道压力往往可改善。

（2）气道阻塞，HFJV 的特别气管插管较硬，其斜面可能紧贴气管壁而造成阻塞。必须调节插管位置，应及时吸痰液或黏液。

（3）坏死性气管炎、支气管炎，早期研究指出，应用 HFJV 时坏死性气管炎发生率高。近年报道认为与通气湿化不恰当、气道压力过高、感染或气管黏膜缺血有关。

（4）肺过度膨胀，在阻塞性肺部疾病中（和 MAS），肺过度膨胀是 HFV 的主要并发症及失败原因。气胸也是 HFV 并发症之一。

首都医科大学附属北京儿童医院陈贤楠指出，20 世纪 70 年代开始 HFV 用于儿科临床，主要 HFJV 为主。90 年代以后国外的高频射流阻断和高频振荡呼吸机逐渐引入中国。HFV 现已成为我国大城市的新生儿和儿童 ICU 抢救严重呼吸衰竭的重要支持手段。并对 HFOV 选择适应证，HFOV 应用步骤均作了较好详细陈述。广州市儿童医院曾其毅对 HFOV 在儿科临床应用亦有简短的论述。认为 HFOV 的未来发展在结合 NO 吸入疗法治疗婴儿持续性肺动脉高压的研究，治疗胎粪吸入（MAS）、先天性膈疝伴肺发育不良的患者逐渐增多。NO 结合部分液体通气的动物实验也取得了可喜成果。HFOV 本身可减轻机械通气的肺损伤，结合其他方法如 NO 吸入液体通气等能否将这种损伤进一步降低，并进一步降低死亡率成为近年危重病治疗的热门课题。

◎ 参考文献

[1]周晓光，肖昕，农绍汉，等. 新生儿机械通气学[M]. 北京：人民卫生出版社，2004：262-282.

[2]金汉珍，黄德珉，官希吉，等. 实用新生儿学[M]. 3 版. 北京：人民卫生出版社，2003：470-472.

[3]刘芳，王丹华，等. 高频振荡通气抢救新生儿呼吸衰竭[J]. 新生儿科杂志，2003：18(3)：97-100.

[4]苏卫东，瞿尔力，叶雯，等. 高频振荡通气治疗新生儿重症肺透明膜病[J]. 新生儿科杂志，2003，18(6)：271-273.

1.8　HFV 在支气管镜和喉镜检查中的应用

（1）有人报告因肺部疾病而接受纤维支气管镜（纤支镜）检的 93 例，术前有 20.4% 患者的 PaO_2 低于正常；79.1% 术中发现 PaO_2 下降 10~24.8mmHg。认为纤支镜检查可导致或加重心、脑等重要器官缺氧，并产生并发症，甚至死亡。笔者于 1987 年对接受纤维支气管镜检查患者进行 HFJV 供氧和鼻导管吸氧比较的研究，HFJV 频率 100~120 次/min，氧驱动压力 1.5kg/cm^2，并与鼻导管低流量供氧（2L/min）的血气分析比较。结果发现 HFJV 供氧组的患者 PaO$_2$ 有明显提高，从 83.4mmHg 增至 145.3mmHg 有显著的统计学意义（$P<0.05$）；而鼻导管供氧组的 PaO$_2$ 仅从 82.98mmHg 增至 83.09mmHg（$P>0.05$），证明纤支镜时 HFJV 供氧比低流量供氧优异，可避免支纤镜所致的低氧血症。石彦明等曾报告 39 例老年患者在纤支镜检查时应用 HFJV 供氧疗效较佳，可避免患者发生缺氧。在静脉麻醉纤支镜检查中发现低氧血症，心率及血压不稳定等是常见的几个并发症之一。有报告 1189 例患者术中分别应用 HFV 给氧与鼻导管吸氧两种方式的静脉麻醉纤支镜检查分析比较，结果表明 HFV 供氧优于鼻导管吸氧。

（2）对于分泌物滞留引起肺不张的危险病在局部麻醉下，应用纤支镜有时会发生缺氧、高碳酸血症，采用 HFPPV 则可减少纤支镜进行期间通气不足缺氧和气压伤的危险。

（3）全麻作喉镜检查时。内窥镜师和麻醉不得不利用同一气道，采取常规的气管内插管麻醉会对检查和显微手术造成相当程度的妨碍。在喉镜检查期间，采用鼻气管吹气，导管和 HFV，则不妨碍手术又可达到严格的定量控制通气，并允许应用挥发性麻醉剂。在肌肉完全松弛和实际上不妨碍手术的条件下做手术。Babmski 等报喜 87 例全麻下喉镜检查的患者用 HFJV，频率 60~100bpm，所有患者均达适当的通气和氧合，麻醉终止，患者仍能很好地耐受 HFJV，直至患者恢复。

◎ 参考文献
[1]周淮英，等.纤维支气管镜检查时动脉血气变化[J].中华结核和呼吸杂志，1985，8(6)：334.
[2]谢秉煊，李溢煊，张锡煌，等.纤维支气管镜检查时高频通气与鼻导管吸氧血气分析的比较[J].中山医学院学报，1985，6(2)：46-48.
[3]石彦明，朱成英，杨晓静，等.高频喷射通气供氧下纤维支气管镜检查在老年患者诊断检查中的应用[J].中华老年医学杂志，2001，20(06)：459-460.

1.9 HFV 在心肺复苏时的应用

在心肺复苏应用 HFJV 中可有效地防止误吸。动物实验表明，频率 100bpm、呼气不大于呼吸期 50% 的 HFJV，用不带套囊的气管导管也可防止误吸。但是一旦停止 HFV 或频率减压至 60bpm，呼气大于 60% 的呼吸周期，几乎会立即发生误吸。重新开始 HFJV 可使流体溢出气管和喉部。动物实验表明，HFJV 可将复苏药自气管内喷到分布最远的气道，气管用给药结合 HFJV 在心搏骤停动物心肺按压期间，引起的血流动力学反应与由静脉给药相似。由手肺复苏期间 HFJV 与 IPPV 维特同样适当的气体交换和颈动脉血流，且不需中止胸外心肺按压。而且又可用环甲膜穿刺插管代替较困难的气管插管，并在静脉开放前经肺给药，故认为是较为理想的通气方法。

1.10　HFV 在外科手术中的应用

1972 年已有作者报告 15 例择期腹部手术的患者在全麻下采用 HFJV，接近死腔量的呼气容量，超过 60bpm 频率和 15~35 的 $t\%$，取得良好的通气和氧合效果。在开胸手术期间，应用容量控制的 HFJV，尽管气道平均压较低，潮气量比估计解剖死腔量低 25%，仍能达到适当的通气和氧合，而且手术中肺呈中度运动，充气良好，没有肺扩张，而肺的有限扩张和不明显的通气，为手术提供了良好条件。在手术终，暴露的肺很容易重新扩张。近年来，在肺叶切除和单侧肺通气中，已广泛地应用 HFJV，Smith 等报告一例肺叶切除，在气管开放端和左主支气管间留下 3cm 的裂隙，支气管开放达 4min，在整个 2h 的手术期间，手术通气良好。HFJV 已用于口腔整形矫形手术及支气管胸膜瘘患者的治疗。

1.11　HFV 在 ARDS 患者中的临床应用

20 世纪 70 年代由于医院当时进口仪器匮乏，通常用于急诊科和呼吸科的呼吸机，笔者大多采用国产的 CMV，对 ARDS 的患者难于纠正进行性低氧血症，抢救成功率较低。自从应用了国产的 HFJV 以来，对医院内多例 ARDS 救治均取得了较好疗效。这些患者均采用鼻导管声门前喷射开放式通气，避免了由于气管切开或气管插管的感染或气管套管管理。由于 HFJV 不干扰患者自主呼吸，不存在呼吸不同步或呼吸机与患者自主呼吸对抗问题。HFJV 较之 CMV 撤机较容易。自 20 世纪 90 年代以来由于国外进口的 HFOV 在国内推广应用以来以及对 ARDS 的病理机理的新认识，HFV 对 ARDS 临床应用达到更高的水平。

ARDS 早期病理生理学改变认为是以肺部渗出为特征，肺病变的特点是非均一性的实变范围甚至可占整个肺野的 70%~80%，由此形成了"小肺"的理论基础。呼吸相关性肺损伤（ventilation induced lung injury，VILI）的概念，由此成为讨论热点。"小肺"、小潮气量通气策略，也被证实明显降低死亡率约 9%。目前 HFOV 已成为治疗 ARDS 的重要补救方法。

1. 高频振荡通气(HFOV)降低 ILI 的潜在好处和机制

(1)真正的小潮气量策略。VILI 的发生机制主要包括：肺气压伤、肺容量伤、肺萎陷伤、生物伤。相应的肺保护性通气策略应达到下述要求：应使更多肺泡处于开放状态(维持一定呼气末肺容量水平)，以减少肺萎陷伤，为避免吸气末时肺容量过高，就必须限制潮气量和吸气末压力，以减少容积伤和气压伤。

HFOV 利用阻塞泵产生的高频振荡压力，把 CO_2 排出以满足通气的要求。活塞泵摆动，其参数表达为振荡压力(VP)，高流速的气体在通过人工气道、气管、支气管时，气道阻力对高流速气体携带的能量产生明显的衰减后，再把振荡的压力传到远端气道，研究推测 HFOV 潮气量极小，从而避免了肺泡过度扩张。

(2)完全的气道压力限制 HFOV 工作原理。无论吸气还是呼气均能维持一个较高且恒定的气道平均压(mPaw)，呼吸机本身是一个密闭环路系统并设置提供新鲜气体，只有持续的偏流气体 5~60L/min 通过管子流入连通到振动活塞和患者之间，偏流的量和环路中的阻力阀共同控制环路中的 mPaw，而 HFOV 同其他通气模式不同的是活塞泵的摆动在呼气时产生了真空，故而是主动地呼气，无论吸气还是呼气均能维持较高的 mPaw，也就是防止了肺泡在呼气末塌陷，这也是 HFOV 的特点之一。由于 HFOV 的 mPaw 可以比常频通气(CV)时设置更高，就可以打开更多肺泡。这是 HFOV 比 CV 能进一步提高氧合水平的原因。充分限制气道压，并能进一步打开更多的肺泡，便是 HFOV 比 CV 更为优势之处。

现在由于 HFOV 仍然存在一些不足，并没有作为所有 ARDS 患者的常规通气模式，而仅在传统的常频通气最大限度调整参数也不能维持患者基本氧合通气要求时，作为一种补救性通气模式拯救 ARDS 患者生命。在对保护性通气策略深入认识的今天，HFOV 通气机制能最大程度趋于该理念，使人有理由相信 HFOV 能通过减少 VILI，进一步降低 ARDS 患者的死亡率，但这还需要大规模的临床来证实。

2. 高频喷射通气在成人呼吸窘迫综合征(ARDS)的应用

笔者曾报道(1988 年)5 例 ARDS 患者采用无创伤的、无需气管切开的 FFJV 抢救，取得了良好效果。病例介绍及诊断标准见表1-3。

表 1-3　　　　　5 例 ARDS 病例介绍及诊断标准

例号	年龄(岁)	性别	原发病及诱因	诊 断 根 据
1	24	男	下肢多发性骨折，开放性骨折，复位内固定手术	原发病，诱因，呼吸 40 次/min，pH7.49、$PaCO_2$4.04 kPa（30.4mmHg），$PaO_2$6.45kPa（48.5mmHg），$P_{(A-a)}O_2$15.6kPa（117.2mmHg）（$FIO_2$0.37）胸片示双肺斑片状阴影
2	63	女	尿路感染，尿路梗阻，尿毒症，外科手术，输液过量	原发病，诱因，呼吸 44 次/min，pH7.5，$PaCO_2$3.77kPa（28.4mmHg），$PaO_2$5.65kPa（42.5mmHg），$P_{(A-a)}O_2$42.6kPa（320mmHg）（$FIO_2$0.56）胸片示双肺广泛性斑片状阴影

续表

例号	年龄（岁）	性别	原发病及诱因	诊断根据
3	21	女	重症妊娠毒血症，子痫，剖腹产术	原发病，诱因，呼吸 38 次/min，pH7.49，$PaCO_2$4.5kPa（33.8mmHg），$PaO_2$5.7kPa（42.6mmHg），$P_{(A-a)}O_2$43.6kPa（327.7mmHg）（$FIO_2$0.56）胸片示双中下肺间质水肿样阴影
4	66	女	直肠癌手术后消化道大出血，休克，糖尿病	原发病，诱因，呼吸 40 次/min，pH7.46，$PaCO_2$3.87kPa（29.1mmHg），$PaO_2$6.29kPa（47.3mmHg）$P_{(A-a)}O_2$15.9kPa（119.8mmHg），（$FIO_2$0.56）胸片示双下肺肺泡水肿样阴影
5	54	男	败血症，休克	原发病，诱因，呼吸 40 次/min，pH7.27，$PaCO_2$5.61kPa（42.2mmHg），$PaO_2$6.8kPa（51.0mmHg）（$FIO_2$0.56）胸片示双中下肺间质水肿样阴影

HFJV 治疗方法：通气频率 1 例为 110 次/min，4 例为 180～200 次/min，2 例患者氧驱动压为 $1kg/cm^2$，3 例患者氧驱动压为 1.5～$1.8kg/cm^2$。以内径 2mm 胶管径鼻腔置于声门前，连接 HFJV 机喷射针头通气。分别于治疗前和 HFJV 后 1、4、16、24、72、96h 检测血气分析（图 1-5）。结果详见表 1-4。5 例 ARDS 患者经 HFJV 治疗后，低氧血症很快在 72h 内控制在安全水平范围内。4 例呼吸窘迫明显改善，呼吸频率由 35～40 次/min 减至 20 次/min，心率由 120～150 次/min 减至 80 次/min。双肺干湿罗音明显减少。3 例 HFJV 治疗后 72h 撤机，1 例 HFJV 治疗后 96h 撤机，改低浓度吸氧，PaO_2 维持在 9.6～12kPa（72～90mmHg）水平。胸片斑片状阴影 3 例在一周内消失；1 例阴影缩小；另 1 例 HFJV 治疗后血气虽有改善，但因败血症休克死亡。

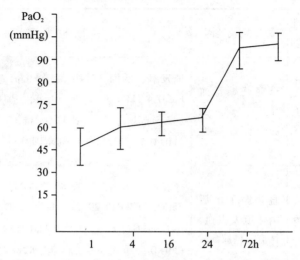

图 1-5　5 例 ARDS 患者 HFJV 治疗前后 PaO$_2$ 变化曲线

表 5-例 ARDS 患者 HFJV 治疗前后的血气变化($\bar{x}\pm S$)

HFJV 前后	pH	PaCO$_2$ kPa （mmHg）	PaO$_2$ kPa （mmHg）	SaO$_2$%	HCO$_3^-$ mmol/L	BE mmol/L
前	7.46±0.09	4.4±0.65 （33.0±4.9）	5.94±0.85 （44.7±6.42）	79.3±8.5	22.2±1.5	-1.44±2.49
HFJV 后 1h	7.43±0.07	4.41±0.42 （33.4±3.18）	7.95±1.02 （59.7±7.69）	90.7±3.0	22.5±1.9	-0.5±2.8
HFJV 后 4h	7.42±0.07	4.80±0.83 （36.0±6.21）	8.01±0.70 （60.1±5.31）	87.6±3.6	23.3±1.7	0.2±2.0
HFJV 后 16h	7.38±0.09	5.07±0.92 （38.1±6.93）	8.01±0.92 （60.3±6.9）	89.3±5.2	22.7±2.5	-1.5±3.1
HFJV 后 24h	7.43±0.02	4.53±0.55 （34.1±4.15）	12.2±4.00 （91.5±30.1）	96.9±2.8	23.2±3.7	-0.3±3.4
HFJV 后 72h	7.46±0.03	4.22±0.62 （31.7±4.66）	12.18±1.89 （91.6±14.23）	97.6±1.1	21.9±3.9	-1.1±3.7

ARDS 的治疗原则主要包括：使患者肺泡达到有效水平；提示呼气末正压（PEEP）；恢复功能残气达到正常水平；在呼气期应用机械通气预防肺泡萎陷等。本组 ARDS 应用 HFJV 有效，难以用传统的呼吸生理机制来解释。现认为 HFV 期间肺内气体运输与交换的主要原理是由于"增强弥散"（augmented dispersion）或称为"Taylor 弥散"作用而产生的。因而在改善通气/血流比例失调方面优于 CMV，这种作用对弥散障碍为主的 ARDS 患者其疗效更为显著。

笔者认为应用 HFJV 治疗 ARDS 具有以下优点：

（1）操作简便，无创伤性。本组 5 例均未作气管插管或气管切开术，采用经鼻导管喷射通气治疗，因而减少了气道感染机会，减轻护理工作。

（2）HFJV 属于开放通气，除具有气源氧流入气道之外，根据 venturi 原理，还可以从外周带进一部分空气，即使以纯氧作驱动，进入气道内的氧浓度也不会过高，避免因长期高浓度供氧而发生氧中毒。

（3）可迅速改善患者的严重低氧血症，对由于过度换气引起的呼吸性碱中毒也有明显疗效。

（4）HFJV 不干扰患者的自主呼吸，因而不存在呼吸机与患者自主呼吸不合拍问题。

Nabil 应用高频复合通气（CHFV），即 HPPFV+HFOV 通气治疗 7 例 ARDS 顽固性低氧血症均获得满意疗效。CHFV 的氧合作用主要通过 HFOV 部分，两种 HFV 同时应用能使更多肺泡恢复扩张改善氧合。CHFV 能充分排除 CO_2，关键在于 HPPFV 提供足够的对流（潮气量 100mL），消除单用 HFOV 明显的重复呼吸和呼吸性酸中毒。CHFV 还具有保留 HFV 优于 IPPV 的优点，如气道压力低，气压伤小和心排出量增加。肺内分流明显减少，提示肺泡有效通气的恢复和肺泡通气与灌注全面改善。清醒患者也可耐受 CHFV。该作者认为 CHFV 可作为治疗顽固性呼吸衰竭的一种新方法，不仅可代替传统的 CMV 法，而且可代替膜式氧合器治疗严重的 ARDS 患者。

Derdak 等通过对 148 例 ARDS 患者的研究发现，对重症 ARDS 患者应用 HFOV 具有与 CMV 相近的疗效和安全性，David 等对 42 例 CMV 治疗失败的 ARDS 患者改用 HFOV，得出了 HFOV 是治疗 ARDS 的一种安全有效的通气方法结论。

国内不少报道应用 HFJV 和 HFOV 抢救 ARDS 患者成功病例，如史灵芝等报告 24 例 ARDS，6 例用 HFJV、6 例用 HFOV、12 例用 PEEP 或 cPAP 通气治疗，并比较以上三组治疗效果。结果发现它们在氧合指数、呼吸力学、撤机时间及疗效比较等方面均无统计学差异（$P > 0.05$）。吴波报道 18 例颅脑外伤所致 ARDS 患者，在气管切开和气管插管情况下，采用 HFJV 治疗。HFJV 治疗 2h 后检测 $PaO_2 > 60mmHg$ 者 8 例；12h $PaO_2 > 60mmHg$ 者 11 例；HFJV 治疗 24h $PaO_2 > 80mmHg$ 者 14 例：治疗组 72h $PaO_2 > 80mmHg$ 者 16 例。3～7d 撤机 14 例，7～10d 撤机 2 例，痊愈 15 例（83.3%），死亡 2 例（11.1%）。以上研究表明，即使在一般条件的医院，应用国产的 HFJV 抢救 ARDS，只要早期使用，纠正患者的低氧血症，HFJV 仍然是治疗 ARDS 患者的有效手段。

3. 高频振荡（HFOV）在新生儿呼吸窘迫综合征（NRDS）中的应用

宁岑等报道 32 例新生儿窘迫综合征（NRDS），分为两组作研究对照。HFOV 治疗组 16 例，常规机械通气（CMV）治疗 16 例作对照组。CMV 治疗组为吸 O_2 浓度 FiO_2 0.6～1.0

PIP 20～25cmH_2O，呼气末正压（PEEP）5～8cmH_2O，吸呼比 1:1.2，频率 40r/min。HFOV 治疗方法为 FiO_2 0.6～1.0，频率 9～13Hz（1Hz = 60r/min，平均气道压（MAP）调节 MAP 使 PaO_2 在 60～80mmHg，SaO_2 0.9～0.95，$PaCO_2$ 35～55mmHg。HFOV 治疗 6h，15 例存活患儿 FiO_2、OI 逐渐下降，a/APO_2 上升与治疗前对比有显著的差异（$P < 0.05$），12、24h 有非常显著的差异（$P < 0.01$）与 CMV 12 例存活患儿治疗后同一时间比较有非常显著的差异（$P < 0.01$）。HFOV 治愈 15 例，治愈率为 94%；CMV 组治愈 12 例，治愈率 75%。

HFOV 是用小于解剖死腔的潮气量，用接近或等于 MAP 的

PEEP，使萎陷的肺泡复张。HFOV 优点在于能维持小气道开放，减少容量和压力的变化，在最低的气道压力下进行气体交换，心血管系统所受的影响较少，而且更少地抑制内源性表面活性物质的合成。因此，HFOV 使肺组织气体交换更加迅速，促进肺泡血氧合，从而加快改善低氧血症，缩短机械通气时间。当新生儿出现 NRDS 时，产生或释放表面活性物质 PS 不足，引起广泛的肺泡萎陷和顺应性降低，使肺氧合功能降低，死亡率极高。当 NRDS 患儿病情好转时，最早表现在肺氧合功能改善，FiO_2、OI 值越小，a/APO_2 值越大，则反映肺氧合功能越好。本组研究显示，NRDS 患儿应用 HFOV 治疗后，6h 后 FiO_2、OI 降低，a/APO_2 比值升高，与 CMV 治疗前及应用 CMV 后相比较有非常显著的差异。

4. 高频振荡（HFOV）在新生儿呼吸衰竭疗效的观察

王莉等报告 186 例新生儿呼吸衰竭应用 HFOV 抢救，痊愈 145 例（77.96%），死亡 27 例（14.5%），自动出院 14 例。在 186 例患儿中，143 例为重度窒息合并胎粪吸入所致，重症肺炎 21 例、颅内出血 9 例、肺透明膜病 5 例、早产儿呼吸暂停 7 例、高压气胸及纵隔气肿并发心肺功能不全 1 例。

HFOV 使用方法：经口气管插管，呼吸机参数为平均气道压（Paw）1.2～1.3kPa，振动频率 15Hz，偏置气流 20L/min，氧浓度（FiO_2）>0.5～0.6，吸：呼＝1：2。

186 例均于治疗前和 HFOV 治疗 8h 后作血气分析比较其变化如表 1-5 所示。

表 1-5　　**186 例患儿呼吸衰竭在上呼吸机前后的血气分析变化**

	PaO_2(kPa)	$PaCO_2$(kPa)	SaO_2%
上机前	4.37±0.49	9.43±0.51	34.7±2.92
上机后	7.5±1.38	4.41±0.37	91.22±1.23
t	82.16	91.23	89.92
P	< 0.01	<0.01	<0.01

23

　　本文结果显示，HFOV 治疗 8h 后患儿的 PaO_2 和 $SaO_2\%$ 均明显升高，$PaCO_2$ 明显下降，差异有非常显著意义（$P<0.01$），143 例重症窒息患儿 HFOV 治疗的氧合指数、PaO_2/FiO_2、$a/APaO_2$ 的比值均有显著差异（$P<0.05$ 或 <0.01），表明 HFOV 对新生儿呼吸衰竭均有明显疗效，这与 HFOV 活塞振动频率与肺脏振动频率相一致，在气道阻力小的情况下，气体容易进入肺泡，有利于肺泡气体弥散和交换（表 1-6）。

表 1-6　　**143 例重症窒息合并胎粪吸入呼吸衰竭患儿治疗前后氧合指数、PaO_2/FiO_2、$a/APaO_2$ 的变化**

	氧合指数	PaO_2/FiO_2	$a/APaO_2$
上机前	23±7	6±4	0.07±0.05
上机后	16±6	10±5	0.12±0.06
t	3.83	4.31	4.43
P	<0.05	<0.01	<0.01

◎ 参考文献

[1] 谢秉煦，等. 高频喷射通气救治 5 例成人呼吸窘迫综合征[J]. 中华结核及呼吸杂志，1988，11(1)：13-14.

[2] 杜微，刘大为，石岩，等. 高频振荡通气在 ARDS 患者中的临床应用[J]. 中国老年学杂志，2010(17)：2549-2551.

[3] Sedeek K A, Takeuchi M, Suchod0ski et al. Open lung protective ventilation with control ventilation, high oscillation, and intracheal pulmonary ventilation in similar gas lextrachange, hemodynamics, and lung mechanic [J]. Anesthesiology, 2003, 99：1102-1111.

[4] Ranieri VM, Suter PM, Tortorella et al. Effect of mechanical ventilation on inflammatory mediatorys in patients with acute respiratory distress syndrome：a randomized trial[J]. JAMA 1999, 282：54-61.

[5] Pachl J, Roubik K, Waldauf P et al. Nomocapnic hgh frequency oscillatory ventilation affects differently extrapulmonary and pulmonary forms of acute respiratory distress syndrome in adults[J]. Physiol Res. 2006, 55：15-24.

[6] Gottnoni L, Pelosi P, Suter PM et al. Acute respiratory syndrome caused by pulmonary and extrapulmonary disease different syndromes.

[7] 何冰. 成人呼吸窘迫综合征患者的机械通气[J]. 中华结核和呼吸杂志, 1994(17 增刊): 48.

[8] 周守方, 汤耀斌, 袁贵龙, 等. 高频通气治疗重症新生儿急性呼吸窘迫综合征[J]. 中国新生儿科杂志, 2003, 18(1): 9-11.

[9] 宁岑, 杨杰. 高频振荡通气治疗新生儿呼吸窘迫综合征[J]. 中国新生儿科杂志, 2006, 21(4): 227.

[10] David M, Weller N, Heirichs W, et al, high frequency Oscillatory ventilation in adult acute Respiratory distress syndrome[J]. Intensive Care Med, 2003, 29(8): 1656.

[11] 王莉, 沈书韵. 高频振荡通气治疗新生儿呼吸衰竭[J]. 中国当代儿科杂志, 2002, 4(1): 18-20.

1.12　HFOV 与一氧化氮(NO)吸入的联合临床应用

　　HFOV 与 inNO 的概念: NO 是一种自由基性质的气体, 存在于自然界中, 为大气的有毒污染物之一, 大气中 NO 为 5~40ppb。正常呼出气中含 40~80ppb 的 NO。1982 年发现 NO 有舒张血管平滑肌的生理作用。

　　(1)1992 年首次报道将 inNO 用于治疗新生儿持续性肺高压(PPHN)。1998 年 Kinsella 和 Abman 首先将 HFV 与 NO 联合应用于临床。1998 年 Roberrf, Furchgote 与 Louis 共同获得诺贝尔生理与医学奖。

　　(2)HFOV 与 inNO 的联合临床应用: 对于严重肺疾患儿通常应用 HFOV 以达到保持最适合的肺膨张和最低的肺损伤的通气目的。实验表明, 以小羊用作严重肺疾患儿的模型, 应用 HFOV 可增强 inNO 的效果, 对由于弥漫性肺实质病变和肺不张(如 RDS)而引起的 PPHN, 应用 HFOV 与 inNO 联合治疗可以明显改善氧合状况。

　　(3)在多中心研究中, Kinsella 和 Abman 将一组 205 例并发严重 PPHN、原发病种分别为 RDS、MAS、先天性膈疝(CHD)、特发性 PPHN 和肺发育不良新生儿, 随机编入由 HFOV 与 inNO 联合治疗或 CMV 与 inNO 联合治疗的分组，结果表明，HFOV 与 inNO 联合治疗的成功率高于单用 HFOV 或 inNO 者，HFOV 与 inNO 联合治疗优于单用 HFOV 和 CMV 与 inNO 联合治疗。究其原因，经通气持续 inNO 可以选择性地作用于肺内阻力性小血管，使血管平滑肌松弛降低肺血管阻力和肺动脉压，改善肺通气-血流比例，减少肺内分流，提高血氧，恢复正常的心肺功能。HFOV 与 inNO 联合时不仅要通过监测 NO，从而精确控制 inNO 的浓度在所需水平，把其浓度控制在 5ppm 水平以下。一般不超过 3ppm，以避免 NO 及其代谢产物对体细胞的不良影响和毒性。

◎ 参考文献

［1］钟慈声，孙安阳. 一氧化氮的生物医学［M］. 上海：上海医科大学出版社，1997：218.

［2］刘汉宁. 机械通气与临床［M］. 2 版. 北京：北京科学出版社，1998：262-275.

［3］Merz U，Schefe J，Hendrichs H，Hornchen H. Combination on therapy of high frequency Oscillatory ventilation，NO inhalation and surfactant replacement in child acute respiratory distress syndrome［J］. Klin R Padiatr，1999，211（2）：83.

1.13　HFV 在支气管胸膜瘘和自发性气胸中的临床应用

1. HFV 治疗支气管胸膜瘘

HFV 对治疗支气管胸膜瘘有肯定的疗效已为大家所公认。Carlon 等应用 HFV 治愈 16 例不能修补，用 CMV 治疗后病情恶化的支气管胸膜瘘患者。Sakis 治疗双侧支气管胸膜瘘患者也取得了成功。HFV 的气道平均压降低，对瘘管型气胸很有利。因为气体泄漏与气道内压力峰值有关。压力越高，泄漏越严重，降低气道内压，能减少泄漏。

2. 自发性气胸

这是常见的内科和儿科急症之一。成人的自发性气胸大多是特发性的,更常见COPD并发气胸。后者常由于肺功能不全出现严重性缺氧,必须进行辅助通气治疗。CMV通气往往因气道内压过高,潮气量过大不利气胸处理和恢复。然而,HFJV具有低气道内压、小潮气量等特征,更为有效提高氧合作用,改善患者缺氧,帮助气胸的吸收。笔者曾于1987年报道了自发性气胸13例,其中9例伴有中度至重度低氧血症,为COPD并发气胸、肺心病并发气胸2例、特发性气胸1例。均采用HFJV治疗,取得了良好效果。

卢慕贞报道采用HFJV与负压吸引同步治疗自发性气胸顽固性肺不张17例,其中张力性气胸6例,气胸并发支气管胸膜瘘2例,交通性气胸9例。HFJV治疗后2d 9例气胸消失,肺完全复张。陈式奇报告肺结核并发气胸呼吸困难缺氧患者应用HFJV治疗改善症状,有利于气胸其他措施实施。

3. 新生儿气胸

这是危重急症之一,其发病急病情进行快,若发现不及时可危及生命。新生儿气胸治疗目的是排除胸腔内积气,促进肺复张,恢复心肺功能,纠正呼吸衰竭。HFOV作为一种有保护性策略,对新生儿气胸有着独特的优点。最近梁剑等报道27例新生儿气胸采用HFOV治疗。频率为7~15Hz,振荡压力幅度(vP)为2.94~3.92kPa,以看到或摸到胸廓有较明显振动为度。平均气道压(Paw)8~11cmHO$_2$,吸气时间(Ti)0.33s,吸O$_2$浓度(FiO)30%~90%。新生儿气胸患儿HFOV治疗前后、2、12、24、48h监测动脉血气及呼吸机参数。对组内数据进行配对t检验,$P<0.05$为差异性统计意义。结果表明,HFOV治疗后,PaO$_2$明显升高,PaCO$_2$明显下降,Paw、FiO$_2$逐步调低。HFOV治疗各时段与治疗开始时相比差异性有统计意义($P<0.01$)。此外,有作者报告新生儿气胸31例,其中严重者6例,采用HFOV治疗效果良好。

◎ 参考文献

[1]谢秉煦. 高频喷射通气治疗自发性气胸的临床观察[J]. 新医学，1987，18(11)：585.

[2]梁剑，傅万海，孟琼，等. 高频振荡通气治疗新生儿气胸临床分析[J]. 齐齐哈尔医学院学报，2013，34(9)：1290-1291.

[3]卢慕贞. 高频通气与负压吸引同步治疗自发性气胸顽固性肺不张 17 例临床分析[J]. 中国实用内科杂志，1994，14(10)：626.

[4]Carlon GC，et al，high frequency posissure ventilation management of patient with bochohopleural fistulal[J]. Anesthesilogy，1980，52：160.

1.14　HFV 在 COPD 合并呼吸衰竭中的临床应用

HFV 对 COPD 的呼吸衰竭的临床治疗作用目前仍有不同的观点，其主要的争议是 HFV 用于 COPD 患者容易出现 CO_2 潴留。笔者回忆在 1988 年西安全国第五次研讨会上，HFV 对 COPD 和慢性肺心病的治疗价值出现了针锋相对的两派意见。一派以北京协和医科大学附属协和医院朱教授为代表的持反对使用 HFV 治疗 COPD 的 II 型呼吸衰竭；另一派以笔者为代表则认为 HFV 治疗 COPD 并发呼吸衰竭仍有治疗价值，不失为一种安全而有效的抢救措施。1993 年在全国呼吸衰竭及机械通气学术会议指出，HFJV 治疗呼吸衰竭时对提高 PaO_2 具有确定的效果，但对降低 $PaCO_2$ 无效，甚至使之升高，认为 HFJV 对 COPD 合并呼吸衰竭治疗无效。然而，根据笔者多年的 HFV 临床应用和研究经验，仍然认为 HFV 无论对 I 型的急性呼吸衰竭或 II 型慢性呼吸衰竭的治疗同样具有价值。更为重要的是使用 HFV 的各参数的调整技巧和使用时机。

目前认为无创性通气是 COPD 合并呼吸衰竭治疗的重要手段，其作用主要在于辅助通气泵功能，缓解呼吸肌疲劳，无创通气的合理应用可以救治相当一部分 COPD 急性发作期合并呼吸患者，使之免于插管，对于已经施行有创机械通气的病例亦可起到上述帮助早期拔管的作用。

笔者早在 1985 年首先在所在的中山附属第一医院，从江西第五机床厂李宗翼处购得一台 HFJV，用于治疗呼吸衰竭患者。在使用 HFJV 之前,我们呼吸科曾抢救一例重症支气管哮喘呼吸心搏骤停患者,后经心肺复苏气管插管及气管切开,采用 CMV 通气维持呼吸。患者虽经抢救成功,但后期的气管支气管感染并发症,细菌真菌感染,长期应用 CMV 造成对呼吸机依赖,致使撤除呼吸机十分困难。以后,笔者从急诊科会诊一例妊娠 8 个月重症支气管哮喘所致严重缺氧,高碳酸血症昏迷患者。我们及时采用经鼻导管声门前 HFJV 通气,迅速纠正低氧血症和高碳酸血症,患者从昏迷中清醒过来。本例抢救基本是无创性通气,又是开放式通气,无气道并发症。HFJV 仅使用 3d 撤除呼吸机。上述两例的经验与教训,增加了笔者研究 HFJV 治疗 COPD 合并呼吸衰竭探索的信心。

(1)1987 年笔者曾报道慢性肺心病合并呼吸衰竭 17 例应用 HFJV 治疗的临床研究。第 1 组 7 例 HFJV 采用参数:频率为 110 次/min,氧驱动压为 $1 \sim 1.5 kg/cm^2$。治疗前患者 PaO_2 41.9mmHg,$PaCO_2$ 61.8mmHg。HFJV 治疗 5h,PaO_2 168.34mmHg,$PaCO_2$ 69.4mmHg,$PaO_2/FIO_2 = 801.9$ 治疗前后统计学有显著差异($P<0.05$ 或 $P<0.01$)。

(2)13 例次肺心病 HFJV 采用通气频率为 90 次/min,以 $0.5 kg/cm^2$ 氧气驱动压时,患者治疗前 PaO_2 68.86mmHg,$PaCO_2$ 61.54mmHg,HFJV 治疗 5h 后,PaO_2 91.71mmHg,$PaCO_2$ 61.0mmHg,治疗前后相比,前者 PaO_2 在统计学上有显著性差异($P<0.01$)而后者差异不显著($P>0.05$)。

(3)以 3L 氧流量作驱动压力时,11 例次 COPD 呼吸衰竭患者,在治疗前的 PaO_2 为 $68.86 mmHg/cm^2$,$PaCO_2$ 为 $61.540 mmHg/cm^2$,HFJV 治疗 5h 后 PaO_2 为 91.71mmHg,$PaCO_2$ 为 61.0mmHg,前者治疗前后统计学上有非常显著性差异($P<0.01$),后者比较无显著差异($P>0.05$)。

结果表明,HFJV 的频率和压力不同对肺心病患者的 $PaCO_2$ 有明显影响。当频率 110 次/min,氧驱动压 $1 \sim 1.5 kg/cm^2$ 时,随着 PaO_2 水平显著升高,$PaCO_2$ 也伴随上升,显然对已有 CO_2 潴留的肺心病患者是不利的。但当频率增至 90 次/min,驱动压降至 $0.5 kg/cm^2$ 或以氧流量 3L/min 作驱动压时,肺心病患者在 PaO_2 提高的同时，$PaCO_2$ 的上升不显著（$P>0.05$）。因此，应用 HFJV 治疗肺心病能注意适当调整频率和氧驱动压，对伴有 CO_2 潴留的患者仍然是安全有效的。

2000 年陈素珍报道 35 例 COPD 合并 Ⅱ 型呼吸衰竭患者，采用 HFJV 治疗。另 25 例为年龄病情相近患者作对照组进行比较。治疗方法：HFJV 的喷射针头导管鼻塞置于鼻前庭，单侧鼻塞开放式通气。每次 2~4h，每日 1~2 次。选用通气程序：常频通气 7min，通气频率为 15 次/min；高频 3min，通气频率为 150 次/min，交替进行；对照组鼻导管低流量吸 O_2。疗效评定：显效：PaO_2 提高 50% 以上，$PaCO_2$ 下降 20% 以上；有效 PaO_2 提高 20% 以上，$PaCO_2$ 下降，无效 PaO_2 提高<20%，$PaCO_2$ 无下降甚至上升。结果表明，治疗组是有效率明显优于对照组，统计学有显著性差异（$P<0.05$）。35 例治疗患者均耐受 HFJV，32 例缺环氧症状改善和血气治疗组明显优于对照组，统计学差异显著（$P<0.05$），3 例死亡。作者观察 6 例重度 Ⅱ 型呼吸衰竭合并肺性脑病患者，在通气前平均 $PaCO_2$ 达 12.65kPa，通气第 1 次平均上升 1.85kPa，通气第 2 次 $PaCO_2$ 下降平均 2.17 kPa，随着继续 HFJV 治疗 $PaCO_2$ 逐渐下降。作者认为选择低驱动压，降低吸/呼时比，控制吸氧浓度至为重要。

Carlon 等报告以 HFJV 治疗 152 例呼吸衰竭并与 157 例呼吸衰竭接受容量切换通气（VCV）治疗作比较，认为 HFJV 是一种安全而可靠，操作简便的机械通气方法。

◎**参考文献**

[1]谢秉煦，等 . 高频通气在肺心病治疗中的意义[J]. 新医学，1987，18（8）：400-402.

[2]全国呼吸衰竭及机械通气学术研讨会议纪要[J]. 中华结核和呼吸杂志，1993，16(6)：324-26.

[3]王辰，张洪玉 . 改进慢性阻塞性肺疾病合并呼吸衰竭的机械通气策略[J]. 中华内科杂志，2000，39(06)：9-10.

[4]张素珍 . 高频喷射通气治疗 Ⅱ 型呼吸衰竭的疗效[J]. 湖南医学，2000，17(02)：115-116.

[5]谢秉煦 . 妊娠、喘息、神志模糊——查房录(50)[J]. 新医学，1986，17

　　（07）：337-339.

［6］Carlon G. C, et al. High frequency jet ventilation［J］. Chest, 1993, 84
　　（5）：551.

1.15　HFV 在急性重度支气管哮喘中的临床应用

　　全球每年有 18 万人死于哮喘，急性危重型哮喘患者约占哮喘
患者的 20%，有报道，重度哮喘发作占住院哮喘患者的 10%，病
死率高达 9%~38%，这是临床医师面临的一个难题。现在对重度
哮喘相关术语包括：哮喘持续状态（Status asthmaticus）、潜在致死
性哮喘（potentially fatal asthma）、难治性急性重症哮喘（severe acute
intractable asthma）、突发性窒息性哮喘（asphyxic asthma）。提高重
度哮喘患者的救治成功率，是降低重度哮喘死亡率的主要环节。对
于药物不能缓解控制者，及时采用机械通气抢救重度哮喘是唯一有
效的方法。应用机械通气治疗重度哮喘首次于 1961 年由 Leonhardt
报道的。

　　一般认为当哮喘患者出现以下情况时可考虑作气管插管，使用
机械通气辅助呼吸：①心跳呼吸停止；②严重意识障碍，谵妄或昏
迷；③发绀明显，$PaO_2 < 7.88kPa$；④$PaCO_2 > 6.67$ kPa；⑤pH <
7.25 而且继续降低；⑥心动过速，成人>140 次/min，儿童>180
次/min 或者血压下降。

　　重度哮喘若及时合理应用机械通气致死率在 0~17%，一组
145 例重度哮喘经机械通气后病死率为 16.5%，追踪机械通气 1
年、3 年、6 年以后，病死率分别为 10.1%、14.6%和 22.6%。重
度哮喘成功治疗在于早期辅助通气，足量静脉给予糖皮质激素是关
键措施。

　　笔者认为 HFV 对重度哮喘的治疗具有无创性，是简易操作的
辅助呼吸的方法。早在 1985 年，笔者曾使用 HFJV 救治一例哮喘
并发 Ⅱ 型呼吸衰竭患者。血气分析：pH 7.23，PaO_2 62.9mmHg
（8.27kPa），$PaCO_2$ 57.7mmHg（7.7kPa）经 HFJV 治疗 24h 后
pH7.35，PaO_2 167mmHg（22.3kPa），$PaCO_2$ 45.0mmHg（5.0kPa）。

HFJV 治疗 5d 撤除呼吸机 。薛青等报告 HFJV 治疗重度哮喘 16 例,
PaO_2 从治疗前 48. 1±10 mmHg 增加至 87.0±12.0 mmHg, HFJV;
治疗 4h 后 $PaCO_2$ 由治疗前 50.0±16mmHg 至 49.0±9.0mmHg 提示
HFJV 对重度哮喘治疗有效。王启民等应用 HFJV 抢救 5 例重度哮
喘,王庆报道 49 例重度哮喘采用 HFJV 亦取得成功。HFJV 通常采
用鼻导管放置声门前通气, 频率为 120 ~ 300 次/min, 压力为
0. 08~0. 25kPa。

◎ 参考文献

[1]沈华浩. 重度哮喘诊治和机械通气. 百度文库快照, 2010-8-29.

[2]谢秉煦. 高频通气在急症严重疾病的临床应用[M]. 第二届全国内科急症
　　学术研讨会议专题讲座专辑, 1988: 36-41.

[3]薛青, 焦维克. 高频喷射通气治疗急性重症支气管哮喘的再认识[J]. 临
　　床肺科杂志, 2007, 12(05): 457-459.

[4]王启民, 周其林, 林章树, 等. 高频通气抢救重症支气管哮喘 5 例[J].
　　福建医药杂志, 1990, 12(06): 15-16.

[5]王庆. 高频喷射通气对重度支气管哮喘的治疗[J]. 中国厂矿医学, 2001,
　　14(04): 295-296.

第 2 章　膈肌起搏的研究和应用

膈肌起搏可分为体内膈肌起搏和体外膈肌起搏两种。体内膈肌起搏(implanted diaphragm placing，IDP)经应用内的和埋置于体内的起搏器传送电流到膈神经，从而激起膈肌收缩，使一些原来无功能的膈肌呼吸的患者能维持自然负压的呼吸，体现了人工和自主通气之间完整巧妙的结合。

2.1　膈肌起搏的历史回顾

早在 1786 年 Caldani 就确认，膈神经刺激引起最重要的呼吸肌-膈肌运动的事实。1872 年 Duchenne 确认，膈神经刺激是"诱发自然呼吸的最好方法"。1948 年 Sarnaff 等报道了采用针状电极刺激膈神经进行电刺激治疗脊髓灰质炎患者辅助呼吸，称之为"电膈肌呼吸"(electrophrenic respiration)。(1989 年 Glenn 曾在信中告诉笔者 Sarnaff 的针刺状皮肤电极与膈神经保持不变接触有困难，他实际只维持 5h，希望你已经克服了这个难题)。他们的研究归纳为以下结论：①在人体也能以刺激膈神经方法进行人工呼吸；②随着对神经施加电压增加，膈肌的收缩稳定地逐渐增强，由此引起的膈肌运动酷似自然吸气时运动；③对患者一侧膈神经的大刺激所获得的每分钟呼吸量可超过患者原来自主每分钟呼吸气量；④在人体也和用实验模型一样，吸气的深度与施加于膈神经的电压高低成比例；⑤在缺乏自主呼吸的情况下，依靠电膈呼吸能维持血的氧合；⑥诱发电膈呼吸能使患者完全停止呼吸的自主控制。Glenn 等于 1970 年发明了可部分埋置的膈神经起搏器，首先应用于中枢性肺泡通气不足的患者，作为长期的通气辅助。1972 年又用于呼吸肌麻痹的四肢瘫痪患者。Glenn 教授所在的耶鲁大学（Yale University）医学中心一直保留 IDP 的患者和研究，直至 76 岁才退休。

1987 年笔者与毛衣理合作在中山医科大学发明了体外膈肌起搏器（external diaphragm pacemaker，EDP）并于同年 5 月 11 日申请取得了发明专利，笔者为该专利的第一发明人。自此以后，笔者发明的 EDP 成了世界首创，并开辟了 EDP 研究和临床应用的新篇章。

2.2　膈肌起搏的应用原理

膈肌起搏的基本原理是通过功能性电刺激（functional electrical stimulation，FES）膈神经 引起膈肌收缩。FES 是 20 世纪 60 年代开始发展的应用电流按一定程序及强度刺激神经或肌肉，使产生有效功能运动的一种方法，它可使受刺激的相应器官和肢体恢复功能。有关 FES 治疗机制的研究，Vodovnik 曾提出过疗效模型，该模型主要用来解释 FES 对麻痹肢体的疗效，但 FES 起搏膈肌对慢性通气功能不全康复治疗的研究却未见报道。

1. 膈肌功能及其神经支配

人类正常呼吸功能的 60% 由膈肌运动完成，单侧膈肌收缩由同侧膈神经支配。C_3—C_5 神经根发出膈神经分支，在前斜角肌外侧上缘汇集为主干沿其表面下行，在锁骨下静脉之间进入胸腔。膈神经在胸腔内位于纵隔两侧，由两层胸膜包裹，经肺根前方于纵隔膜与心包之间到达膈肌，含有髓运动纤维的 3000 根。国人副膈神经的出现率约为 48%，大多数发自第 5 或第 5、6 颈神经，以单侧多见，常在锁骨下静脉后方加入膈神经。

2. 膈肌起搏的解剖生理基础

膈肌起搏（diaphragm pacing DP）又称膈神经起搏（phrenic nerve pacing，PNP）是通过电脉冲刺激膈神经，引起膈肌持续而有节律地收缩，构成一种近似生理模式的呼吸运动。这种呼吸运动模式亦称为电动膈式呼吸法(electrophrenic respiratory，EPR)。根据电极的安放位置，DP 可分为植入式或体内式膈肌起搏器(implanted diaphragm pacer，IDP)和体外式膈肌起搏器(external diaphragm pacer，EDP)两种。

膈肌作为主要的呼吸肌收缩功能就可提供足够的通气量。脊髓损伤患者若在 C_6 或以下段者，可保留自主呼吸，一般不需呼吸机辅助通气。如损伤在上颈段(C_1—C_3)脊髓损伤后，延髓呼吸中枢至脊髓吸气运动神经元的传出通路中断，患者所有呼吸肌功能基本丧失。此类患者需要立即实施永久性通气支持，用以维持其生命。这类患者如若实施膈肌起搏器治疗，首先需临床验证无膈运动神经元及轴索损伤方可行 DP 治疗。值得注意的是，颈髓半切损伤常伴有膈运动神经元及轴索损伤，不宜选作 DP 治疗。因此，理想的适应者应是损伤平面在 C_3 以上而且膈神经和膈肌解剖结构完整的患者。

◎ **参考文献**

[1]南登昆. 功能性电刺激在康复中的应用[J]. 国外医学物理医学与康复学分册，1985(1)：5-10.

[2]Vodovnik L et al：App neurophysiol，1981，44：970.

2.3　体内膈肌起搏器

IDP 由体外电脉冲发射器、天线、体内植入式接收器及电极组成。早年研制的发射装置为台式(美国 Avery 公司 S-242/1-107A 型)，目前临床应用的主要为便携式(美国 Avery 公司及加拿大公司 Synaps BiomedicalIne 公司 NeuRx DPSTM 型)。其工作原理相同，均由发射器天线发送射电信号(无线电信号)经位于皮下的接收器所接收，再将射电信号转为脉冲电流，通过导线输到膈神经电极，刺激膈神经，引起膈肌的收缩。当射电信号间隔中断时膈肌舒张，反复循环构成近似生理模式的呼吸运动(图 2-1)。

电极植入有经颈、胸、腹三个途径。

(1)经颈植入为最原始途径，在锁骨上 1cm 作长 2cm 的横切

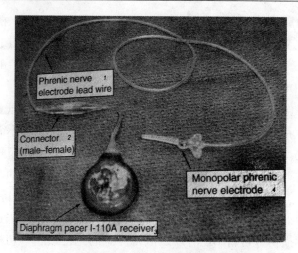

1—膈神经电极导线　2—连接器(阳-阴)
3—膈肌起搏器　4—单极膈神经电极
图 2-1　接收器与电极

口，在前斜角肌表面分离膈神经并保留肌肉脂肪垫。电刺激测试成功后，安放固定电极，将导线经隧道与皮下接收器接通。此方法操作简易，手术风险小，但易刺激臂丛神经，造成颈部疼痛等术后并发症，患者因颈部活动性大易发生电极移位。

（2）经胸植入由 Shaul 等于 2002 年提出并应用。在前胸第 2 或第 3 肋间作 10cm 长切口，进入胸腔后在心脏上方 5~10cm 纵隔表面找到膈神经，安放电极固定后，将导线经前胸引出，与皮下接收器接通。由于手术创伤大，又因围手术期死亡率高，后期逐步转变为经胸腔镜植入。此途径虽可避开颈部复杂的神经丛和刺激副膈神经，但手术风险大，电极损坏后可造成胸膜粘连影响维修，电流扩散后易引起心律不齐。

（3）经腹腔镜植入是通过腹腔镜对膈肌 10 个不同部位进行刺激，以膈肌的收缩状态确定 4 个最佳运动反应点，先后植入 4 个电极，并将其由电缆连接于食道的脉冲发射器。手术时间一般为 2h 左右。

1983 年，Nochomovitz 等的动物实验证明膈肌内电极起搏与膈神经起搏效果相同。Onders 等于 2000—2007 年曾组织了多中心临床观察，88 例患者其中 50 例 SCI，38 例肌萎缩性侧索硬化症，接收 IDP 手术，其中 96% 的 SCI 患者通过 IDP 治疗脱离了呼吸肌，AIS 患者可推迟呼吸机的使用达 24 个月。与呼吸机机械通气相比，膈神经起搏使患者获得了接近生理模式的呼吸运动，之后的膈神经起搏可提供单/双侧起搏，而且无神经损害；呼吸道感染发生率低，部分患者可关闭气管切开；膈肌收缩可增加胸腔负压，可改善静脉回流；IDP 工作时无噪音，可降低患者的焦虑；患者可脱离呼吸机，离开病房可提高其活动度；显著节省医疗费用。

2.4 体内膈肌起搏的现状

当前，国外体内膈肌起搏技术和装置主要为植入式，仅限于外科领域。其实，应用经膈神经刺激膈肌起搏治疗呼吸功能不全，已有 60 多年历史，应用于婴儿和儿童亦有 40 多年。成功植入和使用膈肌起搏器，其主要依赖完整的膈神经和功能性膈肌。美国目前估计成人有 1000 例患者接受植入膈肌起搏器（IDP）；儿童患者约 400 例。IDP 主要应用于四肢瘫痪呼吸肌麻痹患者，即高位颈椎脊髓瘫痪所致呼吸功能不全，先天性中枢性低通气综合征的婴儿和儿童，顽固性呃逆等病症。1964 年，Judson 和 Glenn 首次成功在临床应用膈神经起搏为 1 例开胸术后急性通气功能不全患者作短期通气支持，1969 年，Glenn 等发明了植入式高频诱导型膈神经起搏器。20 世纪 70 年代以后，Auerrach 与 Dobelle 报道已有 1000 多例患者接受了 IDP 治疗，许多患者可完成生活自理达 10 年以上。Shaul 等于 1997—2000 年对 9 例先天性中枢性低通气综合征儿童经胸腔镜进行 IDP，其中 8 例患儿达到了长期起搏，实现了经胸腔镜膈神经起搏的成功实施。与开胸相比，围手术期死亡率的降低及手术疤痕的明显缩小，扩大了该治疗在儿童中的应用。

1. 电刺激膈肌起搏与 Glenn 的研究成就

体内膈肌起搏（IDP）的问世，是与其先驱者 Dr. Glenn 密切相关的，他在美国耶鲁大学（Yale University）医学中心设立了膈肌起搏的临床和动物实验性研究，对膈肌起搏仪器的改进和临床应用起着重要作用。笔者的体外膈肌起搏器的研制和应用也是从他的研究中得到了启发。因此，当笔者 1989 年 3 月移民踏上美国纽约时，首先想到的是拜访 Dr. Glenn 教授。6 月初笔者寄出本人在 EDP 研究的论文摘要，给格林教授（Dr. Glenn），希望能相见会面。7 月中旬我被邀请访问会见了他（图 2-2 和图 2-3，邀请信见附件 1）。

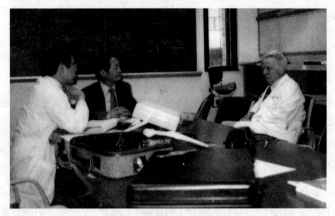

图 2-2　1989 年 7 月谢秉煦教授应邀访问耶鲁大学（Yale University）与体内膈肌起搏器创始人 Dr. Glenn 教授会见，介绍体外膈肌起搏器和对 COPD 康复治疗的研究。
图右为 Dr. Glenn 教授，左为该大学呼吸内科陆教授

　　由 Glenn 发明的植入式膈肌起搏器（implanted diaphragm pacer, IDP）由外部发射器、天线、植入式接收器以及电极组成。发射器装置有两种：一种是袖珍式，只用于膈神经刺激；另一种是台式。有几种功能可供选择，专门供给需要持续辅助呼吸的患者长期使用。无线电用于将发射器反射的无线电载波能量转换到体内的接受器，然后将电刺激脉冲送至各个植入电极。植入电极有两种类型，即单极和双极。双极电极的制作是用硅橡胶套包着两根细小的铂电极，其顶部裸露，有两种呼吸控制方式：随意的和非随意的。后者

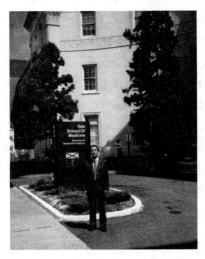

图 2-3 谢秉煦应 Dr. Glenn 邀请访问耶鲁大学医学中心 1989 年 7 月

的呼吸率则不能按体内血液的 $PaCO_2$ 和 pH 值变化来自动调节。

IDP 标准参数：刺激频率过去为 11Hz（现在为 7.1Hz），呼吸周期 1.3s，呼吸率 10~12 次/min。

电极植入体内有以下几种不同型式：①使用最多的是铂金带状电极，植入于心底与肺尖之间紧靠神经束膜纵隔；②铂金张力线电极松松地绕在腓神经周围；③围绕膈神经排列一群电极；④将细电极插入周围神经中的神经内刺激；⑤用一根或多根多股螺旋不锈钢丝电极植入膈肌，经肌肉刺激膈神经；⑥将电极导管置于蛛网膜下腔的脊髓背侧，刺激尖端位于上胸段，以刺激脊髓引起呼吸肌收缩；⑦经静脉电刺激，电极置于心导管内，导管经静脉置于膈神经附近，电刺激膈神经使膈肌收缩。

上述各类植入电极方式虽有其优点，但都有创伤性，可发生医源性合并症。

为了克服膈肌容易疲劳的缺点，Glenn 经过大量动物实验，于 1981 年提出了慢频率双侧起搏方法（low frequency bilateral pacing），其效果更好，现已被广泛采用。训练时刺激波的频率为 11Hz，呼吸频率 8~10 次/min，刺激强度在 1~2mA 之间。患者手术后 2 周开始调试训练，刺激时间从清醒时每小时 15min 开始，以后每天增加几分钟至连续刺激达 30min。继续增加训练时间，达到 24h 而无膈肌疲劳时，可以摆脱呼吸机。长期应用的刺激参数可根据血气分析作出调整。1984 年 Glenn 报告 5 例患者，刺激频率为 7.1~8.3Hz，呼吸频率平卧为 5~9 次/min，坐起时平均增加 1~2 次/min。

1992 年 Elefteriades(Glenn 的继承人)报告一组 14 例患者经手术后 3~9 个月的康复训练，均能全部摆脱人工呼吸机而 24h 使用膈肌起搏器。患者可以回家生活，经达平均 7.6 年随访(最长 15 年)，呼吸潮气量和电刺激阈值与术后早期无变化。

2. 有条件的膈肌起搏(pacing the conditioned diaphragm) 长期随访疗效

2001 年 John Elefteriades 等报道了 12 例应用 IDP 治疗四肢麻痹膈肌起搏患者，从 1981~1987 年的长期随访。他们在 8.8 年观察期间，其中 6 例是全时间起搏，平均 13.7 年(10.5~18 年)，起搏开始用 11Hz，逐渐减至 7.1Hz，脉冲训练时间成人 1.3s，小儿 0.9s。6 例继续全时间起搏，平均 14.8 年，全部在家存活。3 例起搏 1.8 年，2 例住院，1 例为全时间起搏 6.5 年。他们经过病理组织学检查，证明长期膈肌起搏，膈肌纤维无明显组织学变化。低频率安全长期刺激，所有患者均无临床和生理上的损害。

Dr. John 最后结论认为，使用低频率刺激膈神经膈肌，满足患者长时间需要通气，临床可行，不具临床和生理损害。成功的起搏证明，患者在社会独立、学术成就和长期存活等方面都有价值。此外，仔细选择患者，关注危急方面的社会和经济支持，共有的医药条件和患者促动等因素是必需的保证。不恰当的植入对不适宜的候选者不能施行植入手术。

3. 对 IDP 治疗颈脊髓损伤呼吸功能障碍的疗效评价

电刺激膈肌起搏器在临床应用已有 60 多年的历史，有超过

1500 例的临床经验。不少病例使用 IDP 时间在 40 年以上。如 1989 年 Sharkey 报道对 30 岁以下的年轻患者从颈部途径植入膈肌起搏器 15 例中，13 例(86%)完全靠电刺激呼吸，其中 1 例已经使用了 16 年以上，有的继续进入学校学习，还能参加工作(律师)。1994 年 Esclarin 从临床效果、费用和住院时间等方面，对比分析 9 例膈神经电刺激和 13 例机械通气的患者，结果显示，膈神经电刺激显著优于机械通气。

◎ **参考文献**

[1] John A. Elefteriades et al. Long-term follow-up the conditioned diaphragm in quadriplegia[J]. Pace, 2002, 25(6)：897-905.
[2] 张世民，宁志杰. 植入式电刺激膈肌起搏器恢复高位颈髓损伤的呼吸功能[J]. 中国矫形外科杂志, 2004, 12(7)：485-487.
[3] 谢秉煦. 膈肌起搏研究进展 国内外医学科学进展[M]. 卫生部科学技术司，上海市医学科学技术情报所编，1989：168-172.

2.5 两种机械辅助通气的预期研究的比较

Hirschfeld 等用预期的研究设计两种治疗方法，比较机械通气与膈神经刺激治疗依赖呼吸机的脊髓损伤患者。在 64 例患者中的 32 例具有功能性膈神经和膈肌，配合膈神经刺激；另 32 例膈神经已毁坏，仅接受机械通气治疗。以上两组治疗随访 20 年。经研究分析表明，两种不同的治疗方法，虽然疗效相似，但仅用机械通气治疗组患者，在治疗过程中，常发生呼吸道感染。大约每 100d 出现气道感染 1 次。用超过 20 年资料收集比较，他们的结论是，膈神经刺激膈肌起搏，代替 CMV 装置治疗脊髓损伤所致呼吸功能不全患者，可减少呼吸道感染的危险，从而降低庞大住院开支，明显改善患者生活质量。作者最后认为，应用膈神经刺激膈肌起搏代替机械通气治疗有以下优点：①明显降低上呼吸道感染；②降低单纯使用气道装置的费用；③改善说话的质量；④明显改善患者生活品质；⑤有可能降低死亡率和延长生命；⑥在开始用膈神经刺激膈肌起搏的第一年①和②患者所花费的投资比仅用于膈肌起搏的费用要大。⑦可提供两侧或单侧 24h 起搏，且无神经损害；⑧膈肌起搏器工作时非常安静，没有机械通气的噪音；⑨在微波炉和其他电器周围也能正常工作；⑩改善全身的静脉回流，因为膈肌收缩胸腔产生负压。

◎ **参考文献**

Hirschfeld S. et al. Mechanical Ventilation or Phrenic Nernic Stimulation for Treatment of Spinal Injury-induced Respiratory Insufficiency [M]. Spinal Cord, 2008：1-5.

2.6　膈肌起搏联合肋间肌起搏

肋间肌的活动受肋间神经支配。肋间外肌是吸气肌，肋间内肌是呼气肌。但在上胸廓，肋间外肌比肋间内肌强 5~6 倍，因此，同时兴奋时其功能是吸气。肋间肌起搏已成功用于临床。

单侧膈肌收缩较难维持足够的通气量，因此传统的膈肌起搏均为双侧起搏。但 Dimarco 等测得单侧膈肌起搏最大吸气量可达 400~560mL 接近生理需要量。如同时进行肋间肌起搏，可避免膈肌起搏时胸腔内负压增加而导致的胸廓内陷，从而增加了吸气量。因此存在单侧膈肌起搏联合肋间肌起搏的可行性。Dimarco 等（2005 年）报道对仅一侧膈神经功能正常的患者进行膈肌起搏联合肋间肌起搏，4 例均为高位脊髓损伤，需要长期机械通气，病情平稳无严重心肺、脑疾病，病程 2~12 年，实施肋间肌起搏，先行 T2-T3 胸椎板切除术，将多极的起搏电极板放置于腹侧脊髓的硬脊膜下，膈肌起搏采用传统的经胸入膈神经电极起搏。4 例患者起搏效果良好，膈肌和肋间肌起搏起到协同作用。最大吸气量在起搏开始阶段为 230~930mL，适应后增加至 550~1310mL，呼吸频率 10~14 次/min，每天脱机时间可大于 16h，甚至完全无需机械通气。其副作用包括：肩疼痛（降低膈肌刺激电流后缓解）、感染（将仪器改为全植入式后无类似病变发生。

2.7　膈肌起搏治疗先天性中枢低通气综合征

1. 定义与诊断

先天性中枢低通气综合征(congenital hypoventilation syndrome, CCHS)是一种自出生后发生的综合征，它是呼吸自动控制衰竭。CCHS 又称为 Ondinere's Curse。CCHS 临床特征为患者对高碳酸血症应答缺失导致低通气。此综合征又与一些疾病有关，例如hirchsprung 病，oph-tharmologival 病和神经脊突肿瘤等。

因此诊断 CCHS 必须以呼吸生理学实验室资料为依据，患者在睡眠时出现低通气。CCHS 患者无原发神经肌肉，心肺或代谢性疾病，或相关的脑干损伤。本病还要排除易混淆的病变，如窒息、感染，创伤、肿瘤和梗塞等。

2. 病因与病理生理

CCHS 病因未明。呼吸生理表明，呼吸完全由自动呼吸控制系统控制，它位于脑干。在沉睡时呼吸大致各自影响。活动或快速眼球运动睡眠期，通气较好。当皮质输入信号时仍不正常。刚唤醒时，CCHS 患儿出现渐行性高碳酸血症和低氧血症。在睡眠时，他们对高碳酸血症和低氧血症的通气易感性缺乏或很微小。根据觉醒状态研究表明，CCHS 表现对原始的生理性表达异常，抑或是化学感受器输入信号对中枢通气控制综合异常，而不是在化学感受器上。

最近研究证明，CCHS 患者对各种位置功能性核磁影像(MRI)对低氧血，高碳酸血症和冷加压指令的比较缺乏神经应答。晚近认为，CCHS 患者有 PHOX2b 基因变异，其变化主要在综合自主神经系统构成上。然而，并非所有神经异常区在 CCHS 患者的 MRI 可看到。CCHS 是通过 PHOX2b 基因变化影响细胞繁殖。有报告，CCHS 妇女可遗传给孩子，患有 CCHS，也可能发生在 CCHS 孪生同胞中。

3. 临床经过

在出生头几年，CCHS 婴儿可不稳定、间歇地出现暗黑肤色、发绀和高碳酸血症。当血氧饱和度下降和二氧化碳上升时，呼吸率改变或呼吸费力。患儿常常不能唤醒或呼吸窘迫。他们的高碳酸血症/低氧血症仅在较迟才发现。此时出现严重发绀和中枢神经压抑已经开始。患儿如未经检出或被误诊，将死于呼吸衰竭。或在较大年龄可有出现右心衰竭，是因长期缺氧和高碳酸血症所致的肺高压。当他们成熟，如治疗得当，患儿常常变得较稳定。所有 CCHS 患儿在睡眠时，必须维持通气。大约 65% CCHS 在其唤醒时，可撤除机械通气。一般而言，患者不能维持呼气末潮气 CO_2 压（PET-CO_2）小于 45tor 和血氧饱和度（SaO_2）93% 以下时，自发的呼吸必须依靠 24h/d 的支持通气。CCHS 患儿可有延长存活机会，有一些患儿现已是青年人，生活质量良好。

4. 治疗

目前选择辅助机械通气有以下几种：

（1）经气管切开轻便式正压呼吸器（portable positive ventilation via tracheostomy，PPV），PPV 是最常见供家庭使用的机械通气方法，尤其是供婴幼儿。

（2）双水平正气道压通气（Bi-level positive pressure ventilation，PPV）PPV 是非入侵性的间歇通气，以鼻罩或面罩用一双水平正气道压呼吸器，其体积小，价格便宜，容易操作。可用于非气管切开者，但使用时会影响患儿说话和活动。

（3）膈肌起搏（diaphragm pacing，DP）

大约有 1/3 CCHS 患儿每日 24h 通气维持，DP 提供一种通气支持的物理疗法。用 DP 治疗 CCHS 患儿，全时间通气支持（full-time）有较大的机动性，让患儿更自由活动。在睡眠时，可除去气管套管。膈肌起搏需要外科手术放置电极至膈神经，连接一皮下接收器，有一个外源电池开关转换器和放置在皮肤上的天线（图2-4）。转换器提供电能，类似无线电转换器。通过接收器转换将电流传到电极，刺激膈神经引起膈肌收缩。转换器包括呼吸率，电容量和调整潮气量，以保证足够的通气量。因此，DP 是一种很有吸引力的机械辅助通气模式治疗 CCHS 患者的方法。

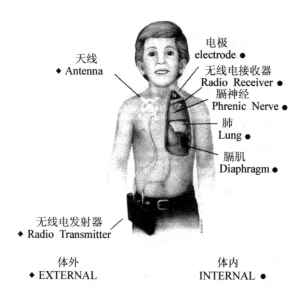

图 2-4　双侧起搏系统

（4）DP 的患者选择

选择 DP 患者的条件：必须是具有功能的膈肌和完整的膈神经才能成功。至于那些具有原发性运动神经疾病，如肌萎缩侧索硬化、原发性肌萎缩（肌营养不良）、脊髓肌萎缩等不适宜 DP。CCHS 儿童是理想的膈肌起搏的选择者。这些患儿通常无固有肺疾病，如经 DP 治疗不会限制使用轮椅，能相对正常生活。

有报道 19 例接受 DP 治疗患儿，其中 16 例为 GGHS 患儿，2 例为 Chiari 畸形和 1 例为四肢麻痹。平均年龄 6.6 岁。大多数 CCHS 患儿，自发单纯呼吸表明膈肌和膈神经有足够的起搏潜力。应用 X 光透视检测方法，可以判定膈神经和膈肌功能。DP 通常仅用 12~16h/d，因超过此限，有可能发生膈肌疲劳。有人报道 16 例 DP 治疗的 CCHS 患儿，其中 8 例需要全时间通气支持。

◎ 参考文献

Maida Lynn Chen, et al. Diaphragm Pacers as a Treatment for Congenital Central Hypoventilation Syndrome Expert Rev. Med. Devices 2005, 2(5).

2.8 体内膈肌起搏(IDP)的适应证与并发症

应用 IDP 的主要适应证为:

(1)颈髓损伤(C_3—C_4)致呼吸功能障碍;

(2)先天性中枢低通气综合征;

(3)脊髓损伤后,经临床治疗生命体征平稳;

(4)单/双侧膈肌麻痹;

(5)无膈神经无传导障碍、无膈肌疲劳;

(6)无原发性肺胸疾病;

(7)无心血管疾病、无脑功能异常。

IDP 应用常见并发症为:

(1)技术故障,内置电池、电极的毁损;

(2)感染;

(3)对膈神经的机械损伤(植入时的医源性损伤),膈神经纤维化等迟发性损伤。

此外,膈肌起搏诱发上气道阻塞并发症时有发生。膈肌起搏诱发上气道阻塞的机理仍未完全明了。正常自然呼吸时,膈肌收缩失去这种中枢性协调作用,患上气道向萎陷倾斜。因此,上气道肌肉和膈肌的吸气活动,彼此协调至为重要。上气道阻塞是睡眠窒息发病机制的重要并发症。

综上所述,近 40 年来,国外膈肌起搏技术又有较大进展。例如膈肌起搏外科手术的改良。他们在一年内作了 6 例内窥镜机器人协助植入膈肌起搏器外科改良手术。2 例为瘫痪呼吸功能不全,2 例为低通气综合征,2 例为顽固性呃逆患者。此类型式可减少手术创伤,可提高患者生活质量,降低医疗保险费用。

但是,植入膈肌起搏技术仍未能推广至更多临床领域,例如发病率和病死率很高的慢性阻塞性肺病(COPD)，目前美国还未将体内膈肌起搏应用于这些患者。正如1989年7月耶鲁大学医学中心John教授给笔者访问的邀请中说："十分感谢你带来对我们所关注你的很有兴趣和希望的工作。Dr. Glenn 、Dr. Jacob Loke 和我有兴趣抽出时间探讨膈肌起搏技术应用于COPD等，事实上，为我们的人口调查委员会(Human Investigation Community)提交过报告，而你在这方面的经验对我们将会从中受益。"(详见附件2)

其次，膈肌起搏器植入手术耗资昂贵(10万美元)。手术以后放置异物体所致感染，膈神经损伤，疤痕压迫，电线电极板接连失效时有发生。与IDP安装和应用相比较，EDP技术，在过去的40年中，中国推广应用达数以10万病例次。由于EDP无创伤操作简易，价格便宜等特点，临床推广应用具有很大潜力。仪器市场宽广。笔者认为EDP在临床应用，尤其是在COPD肺康复治疗前景良好。图2-5为内窥镜机器人协助放置起搏器手术示意图。

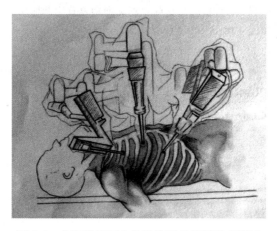

图2-5　内窥镜机器人协助放置起搏器手术图示

◎**参考文献**

[1]Glenn W W W L, Hogen JF, Phelps M L, et al. Ventilation Support of the Puadriplegic Patient with Respiratory Paralysis by Diaphragm Pacing[J]. Surg Clin North Am 1980, 60: 1055-1078.

［2］俞森洋. 现代呼吸治疗学［M］. 北京：科学技术出版社，334-344.

［3］Farmer W C, Glenn W W W L, Gee J B L, et al. Alveolar Hypoventilation Sypoventilation Syndrome. Studies of Ventilatory Control in Patients Selected for Diaphragm Pacing［J］. Am J Med，1978，64：39-49.

［4］Glenn W W W L, Phelps M L, Elefteriades J A, et al. Twenty Years Experience in Nerve Stimulation to Pace the Diaphragm［J］. Pace，1986，9：780-784.

［5］Glenn W W W L, Hageman J H, Maurad A, et al. Electrical Stimulation of Excitable Tissue by Rado Frequency Transmission［J］. Am Surg，1964，160（3）：338-350.

［6］Glenn W W W L, Holcomb B E, Bernard J, et al. Control Hypoventilation：Long Term Ventilator Assistance by Radiofrequency Electrophrenic Respiration［J］. Am Surg，1970，172(4)：755-773.

［7］崔慧先，系统解剖学［M］. 5 版. 北京：人民卫生出版社，2004：290-291.

［8］谢秉煦，毛衣理. 膈肌起搏现状［J］. 国外医学内科分册，1987，14（12）：545.

［9］李郭茜，洪毅. 膈神经起搏在高位颈髓损伤患者中的应用进展［J］. 中国脊柱脊髓杂志，2013，22(6)：569-572.

第3章　体外膈肌起搏器的研制

3.1　体外膈肌起搏的原理

这种为国内外首创的 EDP 与 IDP 完全不同，它通过体表电极刺激膈神经运动点，使膈肌有规律收缩，达到改善通气功能之目的。

1. EDP 参数的选择

为了达到动脉 $PaCO_2$ 下降，提高 PaO_2 的目的，本装置可通过脉冲幅度、宽度和频率三个参数调节电刺激下膈肌收缩的强度。脉冲幅度和宽度适用于控制募集反应的程度在 0 ~ 100V，宽度为 0.2ms。虽脉冲幅度和宽度越大，神经运动兴奋的数目也就越多，但超过一定程度却容易造成皮肤灼伤和患者不适感。脉冲频率适用于控制时间总和的程度，当增加脉冲频率(10Hz 左右)时，肌颤动收缩开始互相叠加，直接获得融合(fused)或柔和肌肉收缩。进一步增加刺激频率，肌肉也随之增强直至强直频率(100Hz)，此后无论如何增加频率也不会增加肌力。从轻微的柔和收缩至强直收缩范围，我们选择了 40Hz 的频率为较适合。为了符合呼吸生理，EDP 的设计每次刺激时间为 0.5~1.2s 可调。因为刺激时间过长会导致呼吸窘迫，膈肌易发生疲劳；过短则不能起到膈肌起搏的目的。若自动方式起搏，双通道每分钟输出 9 个脉冲包络；若以同步方式，刺激脉冲与患者的呼吸周期同步起搏。

2. 体表电极放置

EDP 与 IDP 的主要区分之一是采用对患者毫无损伤的体表电

极作为刺激膈神经引导膈肌收缩的放置点。电极材料为导电硅橡胶制成，具有黏合性好和不引起电极-皮肤接触处化学反应等优点。通过 EDP 20 年临床应用均未发现不良反应的报告，证明体表电极是安全可靠。

3. 体外膈神经电刺激的神经传导

由于膈神经元细胞体位于脊髓前角，由 C_3—C_5 组成。EDP 治疗时体表电极放置于颈左右两侧胸锁乳突肌外缘下 1/3 处是符合膈神经解剖体表投影的。在此处放置治疗电极可以保证电刺激器放出电脉冲，经胸锁乳突肌的神经纤维传导至膈神经，使膈肌收缩。EDP 通过电刺激膈神经使膈肌起搏收缩对呼吸系统产生两种影响（图 3-1）；其一称离心膈神经兴奋。电刺激膈神经，产生去极化形成膈神经冲动，向下传至神经分支，复经电—化学—电表现为深吸气。其二称为向心膈神经兴奋。当存于支气管平滑肌肉的肺牵张反射感受器随着电刺激膈神经引的肺牵张增强兴奋，其冲动沿着迷走神经传入延髓，使呼气中枢兴奋，吸气中枢抑制，促使吸气转为呼气，从而加速吸气与呼气活动的交替，在临床上表现为补呼气增加。膈肌与其他骨骼肌一样，兴奋时肌收缩长度改变由募集反应（recruitment）和时间总和两种反应来调节。募集反应可以增加运动神经元兴奋数目；时间总和可以增加运动单位的发放率。1947 年 Sarnoff 等开始研究，长时间膈神经刺激，表明功能性电刺激（FES）对膈肌起搏的作用是通过膈神经运动神经元的传导来实现的。

膈肌起搏的基本原理是通过功能性电刺激（Functional Electrical Stimulation，FES）膈神经引起膈肌收缩。呼吸生理表明，中枢神经系统对呼吸的调节是通过膈神经和肋间神经控制膈肌和肋间肌收缩来实现的。EDP 与植入式膈肌起搏（IDP）一样，膈肌起搏能否成功它必须具备两个基本条件：

（1）有完整的膈神经，以保证电刺激通过膈神经能传导至膈肌。

（2）具有功能性膈肌，使电刺激膈神经引起膈肌收缩。如果接受治疗患者缺乏其中之一条件，则起搏失效。

　　膈肌是主要的呼吸肌，它的舒张和收缩承担全部呼吸的一半。膈肌主要由两类肌纤维（或运动单位）组成，Ⅰ型为慢肌，又称红肌，具有抗疲劳作用；Ⅱ型为快肌，又称白肌，收缩力强，易疲劳。Glenn 报道，经长期电刺激，膈肌肌肉的快肌（白肌）和慢肌（红肌）纤维数将合并发生变化，而且增加膈肌的血液和能量。因此，膈肌起搏对膈肌抗疲劳康复提供有力的治疗手段。图 3-1 所示为膈肌起搏的神经生理机制。

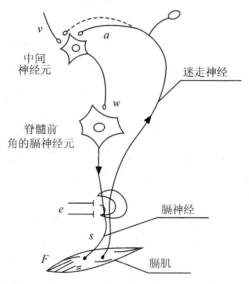

v—神经信号　F—肌力　w—神经元突触强度　e—电极　s—电刺激

图 3-1　膈肌起搏神经生理机制示意图

3.2　体外膈肌起搏器的使用方法及注意事项

1. 体外膈肌起搏器的使用方法

（1）治疗电极放置

治疗电极放置如图 3-2 所示。

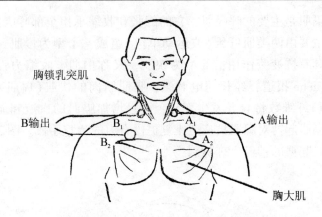

胸锁乳突肌

B 输出　　　　　　　　　　　　　　　A 输出

胸大肌

A₁—A 输出通道阴极（小极板）　　A₂—A 输出通道阳极（大极板）

B₁—B 输出通道阴极（小极板）　　B₂—B 输出通道阳极（大极板）

图 3-2　治疗电极放置图

　　治疗电极放置方法：将电极连线分别连接膈肌起搏〈左〉、〈右〉输出端，在电极涂上导电糊，将小电极分别贴在左、右两侧颈部胸锁乳突肌外缘下 1/3 处，大电极分别贴在两侧胸大肌表面上，为专用电极，用医用胶布固定。

　　(2)根据患者情况调整工作参数或使用设备的标准治疗参数。

　　①分别调节〈左〉、〈右〉膈肌起搏输出强度，根据治疗需要选择适当输出值，由于不同患者对电刺激的敏感度不同，液晶屏上的输出强度只能作为参考，临床的实际情况由操作的医护人员根据治疗情况确定。

　　②患者膈肌起搏需同步引导时：按〈自动、手工切换〉键使设备工作在手工状态，按〈手控〉键一次，起搏脉冲输出一次。若需记忆手控起搏频率时，按〈OK〉键，即可转换为自动起搏输出。

　　③膈肌起搏输出提示音可关闭：按菜单键盘〈下键〉关闭，按菜单键盘〈上键〉启开。

2. 院前治疗操作

　　(1)准备工作：将机内蓄电池充电，在交流电工作状态时打开后板〈蓄电池充电〉开关，充电 6h 即可完成；在机内蓄电池直流供电时，能用机内蓄电池连续工作 2h 以上。

（2）对于呼吸困难患者采用手工起搏治疗，待患者恢复后可转为自动记忆状态继续治疗。

（3）若机内蓄电池电力不足，可用随机附带的直流连接线，从汽车点烟器连接汽车 12V 直流供电。

3. 技术参数

（1）膈肌起搏脉冲频率。

①标准状态：40 次/s。

②可调状态：（30 35 40 50）次/s。

（2）膈肌起搏脉冲宽度：0.3 ms。

（3）脉冲包络宽度：1 s。

（4）膈肌起搏次数：

①标准状态：12 次/min。

②可调状态：5~50 次/min。

（5）手动膈肌起搏：按一次手动键起搏脉冲输出一次，并有输出声、光提示。

（6）手动膈肌起搏记忆：配有手动膈肌起搏次数记忆功能，能转换为自动膈肌起搏次数输出。

（7）膈肌起搏输出提示：膈肌起搏有声音提示。

（8）膈肌起搏输出幅度：0~100VP-P（空载）连续可调，有输出幅度参考指示。

（9）膈肌起搏输出电压：在 500Ω 负载下，输出电压不大于 10Vrms。

4. 通用参数

（1）启开电源时全部参数均在标准状态下工作。

（2）电源电压：AC220V±10%　频率 50Hz±10%　DC12V±10%。

（3）机内蓄电池：充电时间 6h，可连续工作 2h 以上。

（4）具有工作时间显示、定时和膈肌起搏输出提示音。

发明人谢秉煦教授演示体外膈肌起搏器电极放置和操作如图

3-3 所示。

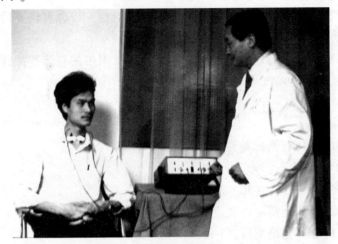

图 3-3 发明人谢秉煦教授演示体外膈肌起搏器电极放置和操作

（1987 年于中山医科大学）

5. 体外膈肌起搏器的适应证

（1）慢性肺心病高碳酸血症和低氧血症；

（2）COPD 患者膈肌功能康复；

（3）睡眠呼吸困难综合征；

（4）支气管哮喘、脊髓损伤、呼吸中枢麻痹引起的低通气抢救；

（5）顽固性呃逆。

3.3 体外膈肌起搏器研制

1. 从 1 台电刺激器变成膈神经起搏器

1986 年底毛衣理技术员找到笔者，手里携带一台电刺激仪器，希望与我合作，他还详述了曾与医院理疗科一位老师合作治疗小儿麻痹研究，已有一年多未有好的结果，能否与教授合作，做些呼吸方面的研究。当时我想到的是，如果这台电刺激器能通过刺激膈神经，有可能使膈肌收缩，产生呼吸运动。然而呼吸生理表明，膈肌是最重的呼吸肌，它的收缩运动是通过延髓呼吸中枢神经发出指令，经过颈部的膈神经传至膈肌引起膈肌收缩。究竟何处是电极放置的最佳点，就得到人体解剖室观察寻找，请教人体解剖老师。最后我们找到了膈神经最表浅的投影点位置，是在胸锁乳突肌外缘下1/3处。电刺激器的治疗电极应该固定在该处，才能有效地刺激膈神经引起膈肌起搏。

2. 从外国文献中寻找答案

为寻找更多的理论依据，从国外文献中 Pace，A M. Surg 等杂志上发现美国学者 Glenn 早在 1964 年已开始了电膈呼吸法，体内膈肌起搏的临床研究。原来国外已有应用膈神经电极植入体内，治疗四肢瘫痪呼吸功能不全的患者。但却无体外膈神经起搏器的报道。我和毛衣理合作将查阅的文献翻译，撰写成一篇膈肌起搏现状的综述，发表在国外医学内科分册上。此时，我正式确定这台电刺激器，应该命名为体外膈肌起搏器（EDP）。并很快把体外膈肌起搏装置及技术应用作为我的科研课题。

3. 从临床实践中验证专利价值

在卫生部科技司司长的鼓励下，1987 年 5 月 11 日中山医科大学专利事务所协助我和毛衣理申报了 EDP 发明专利（实用新型）。其实，有不少发明专利由于不能实施，没有社会效益和经济效益束之高阁。为验证 EDP 的应用价值，笔者作了三个方面的临床研究：①EDP 对正常人、COPD 患者的肺功能的影响；②EDP 对膈肌运动的观察（通过 X 光荧屏观测）；③EDP 对 COPD 和肺心病患者血气分析影响的研究。以上研究经历不到半年时间便完成，并初步确定了 EDP 专利有实用价值。

4. EDP 专利成果鉴定、技术转让投产

当笔者等完成了以上的实验性研究以后，于 1987 年 8 月 5 日由中山医科大学主持，国内钟南山等 10 名专家鉴定会上通过研究

成果。然后将专利技术经转让后生产，推广应用。

体外膈肌起搏器从仪器装置的研制到专利申请、实验性研究等步骤，乃至科研成果鉴定通过，仅用了不到半年时间，发明者的敏锐目光和科研计划的实施以及组织才能，令中山医科大学领导部门刮目相看，并确定为大学重点研究项目。

1988 年 2 月以笔者为课题负责人的"带微计算机的闭环式体外膈肌起搏系统研究和应用"参加国家卫生部重点科研课题招标竞赛，结果一枝独秀，是中山医科大学内科系唯一中标的科研课题。经以杨子彬教授为首的 8 位专家评议，一致同意签字，资助基金 8 万元。中山医科大学第一附属医院仅 3 位课题负责人中标(外科朱家恺、神经科黄如训、呼吸内科谢秉煦)。

1988 年 10 月体外膈肌起搏装置及技术应用，在北京国际发明展览会上获金牌奖(图 3-4~图 3-6)。

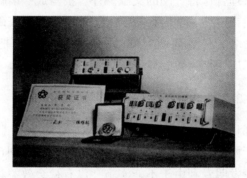

图 3-4　第一代体外膈肌起搏器及谢秉煦获奖金牌证书

5. EDP 推广应用扩大应用成果

EDP 生产厂家和经销代理商，协助笔者主办过多次全国性体外膈肌起搏器学习班。很快便将体外膈肌起搏新技术，在全国推广开来，并扩大验证 EDP 临床应用价值。EDP 专利产品已普及全国，社会效益和经济效益良好。

图 3-7 所示为体外膈肌起搏器培训班学员在中山医科大学附属一院膈肌起搏室参观见习(1988 年)。

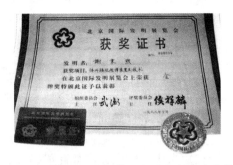

图 3-5　体外膈肌起搏装置及技术第 1 发明人谢秉煦获奖金牌和证书

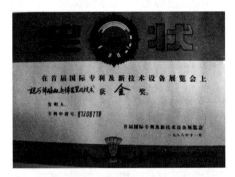

图 3-6　体外膈肌起搏装置及技术专利获广州首届国际
专利及新技术设备展览会上金奖(1988年11月)

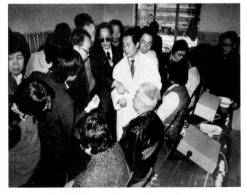

图 3-7　体外膈肌起搏发明人及全国学习班主讲人谢秉煦,
在中山医科大学附一医院膈肌起搏室为学员示教

1989 年 11 月笔者从纽约返回广州中山医科大学，就在我到达广州的当天上午，广东省政府召开了颁奖大会。体外膈肌起搏装置及应用研究获得了广东省高教局和卫生厅，科技进步一等奖、广东省人民政府科技进步二等奖及奖金(图 3-8)。由于班机是中午到达白云机场，本人未能亲临领奖。同年 12 月，卫生部秦新华司长亲临中山医科大学考察科研成果，中国发明家协会副理事长、物理学家、仪器专家，张开逊教授也伴随同行(图 3-9 和图 3-10)。大学科研处通知本人接待，介绍体外膈肌起搏器研制和应用研究工作。秦司长对该项研究能在短短半年时间做出如此成绩表示赞赏。张教授是一位大发明家，曾先后获过 8 项国际发明奖，他认为科学技术是第一生产力，体外膈肌起搏器是世界创新发明，专利转让生产，能创造社会效益和经济利益，这就是证明。

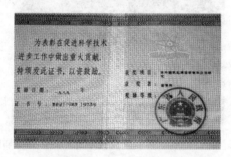

图 3-8　谢秉煦的体外膈肌起搏研制和应用研究获广东省人民政府二等奖

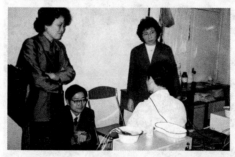

图 3-9　卫生部秦新华司长(左 1)发明家协会理事长张开逊教授(左 2)在中山医科大学科研处科长陪同下考察体外膈肌起搏器治疗患者(1989 年 12 月)

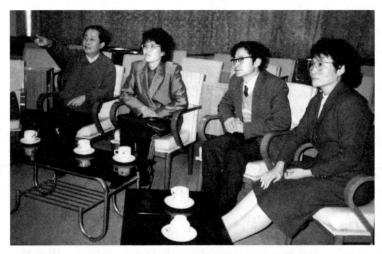

图 3-10 卫生部科学技术司司长秦新华、中国发明家协会理事长张开逊
　　　　教授考察观看体外膈肌起搏器研究录像(1989 年 12 月于中山医
　　　　科大学)

第4章　体外膈肌起搏的临床应用

EDP 自 1987 年从研制到临床推广应用以来，已经历了近 30 年历史。有关 EDP 的临床应用的论著也有许多报道，其中不少名家巨著里亦有体外膈肌起搏章节的叙述和评价。的确，自无创性通气呼吸机广泛应用之后，EDP 的临床应用和研究日渐减少。作为 EDP 的发明人和长期推广应用者，始终认为其仍有一席之地的价值。最近北京首都医科大学脊髓损伤康复中心李郭茜、洪毅等已有 EDP 治疗脊髓损伤的临床研究的报道认为有效安全。高频通气体外膈肌联合肋间肌起搏器的新专利及对肺功能康复的研究课题，已在深圳大学公告；山东大学医院的体外膈肌起搏器对睡眠呼吸暂停综合征新设计装置的专利也在国内的公告。笔者认为 EDP 仍有继续深入研究的价值。

4.1　体外膈肌起搏的临床基础研究

EDP 发明者谢秉煦等 1987 年的临床基础研究早期曾经做过以下工作：

1. EDP 对健康人和 COPD 通气功能的影响

（1）体外膈肌起搏器（EDP）主要性能与参数：两通道双向波，脉冲重复频率 40 Hz，脉宽 0.2ms，脉冲包络时间 1.2s，呼吸频率 6~9 次/min。

（2）研究对象和方法：选择健康人 10 例，男女各 5 例，年龄 23~67 岁（平均 35 岁）。COPD 患者 16 例，其中肺气肿 12 例、肺心病 4 例，男性 13 例，女性 3 例，年龄 30~83 岁（平均 55 岁）（图

60

4-1 和图 4-2)。受试者取坐位，将治疗电极(阴极)分别放置于双侧
颈部胸锁乳突肌外缘下 1/3 处(即第 3~5 颈神经的分支组成的膈神
经)，无关电极(阳极)分别置于锁骨下胸大肌表皮。电极用导电硅
橡胶制成，具有黏合性好和不引起电极-皮肤接触化学反应等优点。
阴极 1.5cm×3cm，阳极 3cm×4cm 大小。在电极表面涂上导电糊，
以减少皮肤阻抗。

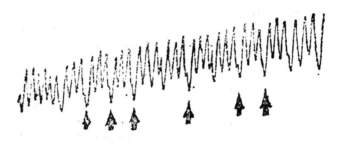

图 4-1   刺激膈神经后出现补呼气肺心病患者

黄   某   女性 58 岁阻塞性肺气肿、肺心病

潮气量(静息)   310mL

电刺激膈神经   510mL

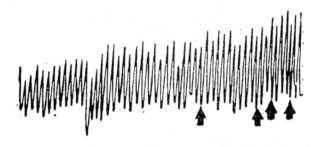

图 4-2   健康者刺激膈神经的潮气量变化

钟   某   男   23 岁   健康者

静息潮气量   600mL

电刺激膈神经   950mL

补呼气(ER)

受试者用单筒肺量计描记静息潮气量1min，用手控开关，每隔3~4呼吸周期，于呼气末输出电脉冲，记录膈肌起搏后的潮气量曲线和数值。

（3）结果：对10位健康人，经肺量计检测，出现深吸气和补呼气，潮气量（TV）静息时由530.5±91.9mL，增加为955.0±180.0（$P<0.01$）。16例COPD患者采用EDP后由376.2±81.6mL增至627.5±146.6mL（$P<0.01$）（图4-3）。表明EDP对COPD患者和正常人的通气有增加作用。

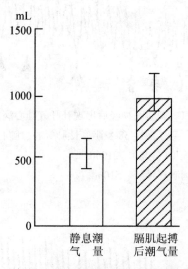

图4-3 16例慢阻肺患者膈肌起搏 前后潮气量变化

（$\bar{x}\pm S$）$P<0.01$ $t=10.9$

2. EDP 治疗对 COPD 患者动脉血气的影响

使用EDP可增加COPD患者的潮气量，必然会引起动脉血气的变化。我们另外选择20例COPD患者，其中肺气肿5例，肺心病15例。均为男性，年龄33~75岁（平均60岁）。

治疗方法：①患者半坐卧位或卧位；②治疗前20min低流量吸氧（2 L/min），同时取动脉血送血气分析；③EDP治疗时，10例

COPD 患者(肺气肿、肺心病患者各 5 例)以同样的氧流量和方式供氧。另 10 例肺心病患者 EDP 治疗时，则供氧流量增加至 3L/min：④EDP 治疗 30min，治疗结束前再取动脉血气分析，复查血气变化。EDP 的起搏频率 9 次/min。

10 例 COPD 患者 EDP 前在分别吸氧 2L/min，其血气变化见表 4-1 I 组。另 10 例肺心病 II 组，在 EDP 治疗时改用 3L/min 供氧的血气变化。I 组患者 EDP 治疗 30min 之后，$PaCO_2$ 由治疗前 63.3±35.0mmHg（8.42±4.67kPa），降至 46.8±21.3mmHg（6.20±2.80kPa）（$P<0.05$），PaO_2 由治疗前的 97.3±25.6mmHg（12.9±3.3kPa）上升至 100.9±36.3mmHg（13.3±4.8kPa）（$P>0.05$），另 15 例肺心病 II 组患者，EDP 治疗 30/min，缺氧症状改善，$PaCO_2$ 下降。由治疗前的 $PaCO_2$ 76.0±11.0mmHg（10.1±1.5kPa），降至 62.8±14.1mmHg（8.3±1.87kPa）（$P<0.05$）；PaO_2 升高，由治疗前 65.43±22.0mmHg（8.67±2.9kPa），上升至 87.7±24.1mmHg（11.6±3.2kPa）（$P<0.05$）；pH 治疗前后有明显差异（$P<0.01$），而 HCO_3 和 BE 则无明显差异（$P>0.05$）。EDP 后肺气肿、肺心病患者自觉气促、胸闷等症状减轻。由于 EDP，呼吸肌运动增加，肺心病患者有疲劳感觉，肺气肿则无疲劳。

表 4-1   20 例慢阻肺患者膈肌起搏前后的血气变化（$\bar{x}\pm S$）

组别	pH		$PaCO_2$ kPa （mmHg）		PaO_2 kPa （mmHg）		HCO_3^- mmol/L		BE mmol/L	
	治疗前	治疗后	治疗前	治疗后	治疗前	治疗后	治疗前	治疗后	治疗前	治疗后
I 组	7.33± 0.06 ***	7.35± 0.08 *	8.42± 4.6 (63.3± 35.0)	6.25± 2.8 (46.8±** 21.3)	13.0± 3.3* (97.3± 25.6)	13.3± 4.8 (100.9± 36.3)	25.0± 5.1 *	23.9± 4.9	-0.3± 4.4 *	0± 4.2
II 组	7.23± 0.09 **	7.29± 0.09	10.1± 1.5 (76.0± 11.0)	8.3± 1.87 (62.8± 14.1)	8.67± 2.9 (65.4± 22.0)	11.6± 3.2 (87.7± 24.1)	31.3± 7.8 *	29.3± 6.5	5.87± 3.4 *	6.5± 5.0

*$P>0.05$ **$P<0.05$ ***$P<0.01$

结果表明，EDP 对肺气肿和肺心病的呼吸衰竭 CO_2 潴留的治疗有即时效果，而且 EDP 用于肺心病氧疗时，对预防氧疗过程中出现的高碳酸血症有一定作用。必须指出，COPD 患者接受 EDP 时，有部分患者的 PaO_2 比治疗前下降，其原因可能与膈肌运动增加导致耗氧量增大有关。这种情况的出现临床可通过提高氧流量的方法来预防。

3. 膈肌起搏在 X 线荧屏下膈肌活动的变化

我们对 9 例 COPD 患者在 X 光荧屏下观察其膈肌运动变化。方法取站立位，手控开关，于呼气末输出电脉冲以刺激膈肌收缩，每例膈肌起搏 4~5 次，用电视录像磁带将 EDP 前后过程记录下来（图 4-4），结果表明，9 例 COPD 患者，静息通气时膈肌移动范围之 0.8~1.5cm(1.28±0.28cm)，电刺激时膈肌移动范围明显增大，1.5~4.0cm(2.51±0.72cm)($P<0.01$)（图 4-5）。7 例患者膈肌起搏后增加的幅度为 1.22±0.74cm。其中 4 例患者膈肌低平，5 例膈肌外形和移动在正常范围。

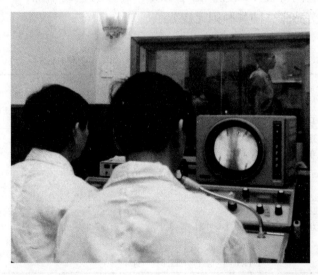

图 4-4 观测受试者在 X 线荧屏下 EDP 时膈肌活动的变化(谢秉煦摄影)

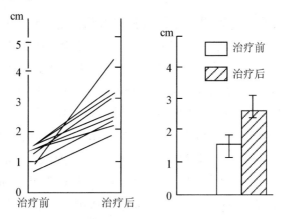

图 4-5 9 例慢阻肺患者膈肌起搏前后膈肌运动幅度变化($P<0.01$)

一般正常人膈肌移动在 X 线荧光屏观察，膈肌上下移动范围为 1.2~1.5cm，用力深吸气运动时，膈肌下降可达 7~10cm。膈肌每下降 1cm，肺容量可增加 250~300cm。最近有人提出横膈收缩作用对肺脏的影响有以下三个主要机制：①横膈下降，胸廓向外扩张和上下庭增大，此时膈肌类似活塞作用，减低胸腔内压而增加腹压；②以腹部容积作支点在胸廓下膈肌往上提和往外旋转；③由于膈肌收缩直接扩张下胸廓以增加腹腔内压，而腹压的增加经横膈的分配到下胸壁，使胸廓下肋支架往上，肋缘往外扩张。

病理状态时，如 COPD 患者，尤其是肺气肿和肺心病患者，出现膈肌低平，移动性差，在平静呼吸时明显可见。本文有 4 例 COPD 患者膈肌低平移动性差，通过电刺激膈神经后，从 X 线荧屏透视下所见，膈肌收缩加强，膈肌下移迅速，呼气延长，肺泡含气量增加。膈肌移动幅度增加 0.75~1.67cm，若以膈肌上下移动 1cm 计算，其 TV 可增加 237~501mL。证明 EDP 治疗后 TV 增加是通过膈肌运动增大来实现的。

4. 体外膈肌起搏对健康自愿者跨膈压（Pdi）、通气和动脉血气影响研究

蔡映云等（1989 年）使用 EDP 对 7 例健康自愿者跨膈压、通气

65

和血气影响的研究表明，电刺激时左右膈活动幅度各增加 1.3cm（$P<0.01$），跨膈压也由 $8.62±4.17cmH_2O$ 增至 $15.18±1.946cmH_2O$（$P<0.01$）。感应性体描仪监测，发现 EDP 时平均吸气流速由 $308.0±28.6mL/s$ 提高到 $454±36.6mL/s$（$P<0.01$）。而呼吸频率，吸气时间以及吸气时间/呼吸周期均无明显变化。潮气量和每分钟通气量则由 $419.0±33.9mL$ 和 $7.02±0.74L/min$ 分别增加到 $691.0±71.5mL/min$ 和 $10.14±0.73L/min$（$P<0.01$）。通气提高的同时氧耗量和 CO_2 生成量有所增高，分别由 $258±14.9mL/min$ 和 $228±11.4mL/min$ 增至 $310±15.0mL/min$（$P<0.05$）和 $299±25.9mL/min$（$P<0.05$）。动脉血气分析显示起搏时 $PaCO_2$ 由 $5.24±0.22kPa$ 降低至 $4.27±0.25kPa$（$P<0.05$），PaO_2 由 $12.7±0.32kPa$ 增高到 $14.5±0.42kPa$（$P<0.05$）。

作者认为，膈肌起搏能否有效地改善 $PaCO_2$，取决于以下三个方面：①膈肌的有效收缩；②气道阻力对于吸气流速的消极影响；③通气量提高所伴随呼吸功的变化。对于呼吸肌和肺功能正常的健康人，电刺激膈神经可加强膈肌收缩，且气道阻力不高，因此吸气流速的变化明显；而且呼吸负荷较轻，呼吸功变化不大，动脉血气的改善是明显的。作者还认为，在气道阻塞或肺胸顺应性明显减退患者，膈肌起搏改善通气的同时，势必大大增高呼吸功，使动脉血气变化难以达到预期结果。

上述临床研究表明，EDP 对 COPD 患者的膈肌收缩力是显著的，此为 COPD 患者的康复治疗提供了较好的手段。

5. 体外膈肌起搏对 COPD 呼吸衰竭患者治疗评估

徐凤平等（1989 年）采用 EDP 对 COPD 呼吸衰竭失代偿患者疗效考核的研究中，详细报告了他们研究结果和分析。9 例患者中男性 6 例，女性 3 例，年龄 59～71 岁（平均 63±4 岁），病程 5～50 年（平均 26±14 年），均为 COPD 肺部感染急性加重期 II 型呼吸衰竭患者（表 4-2）。

表4-2

9例的基础肺功能	测定值	占预计值%
VC(L)	1.37±0.58	44±15
FVC(L)	11.8±0.44	38±13
FEV$_1$%	42.06±8.53	54±11
RV(L)	4.24±1.38	208±66
RV/TLC(%)	73.23±3.82	208±66

记录5min的潮气量(VT)、呼吸频率(RR)，每分钟通气量(VE)，平均吸气量流量(VT/Ti)，吸气时间(Ti)/呼吸周期(Ti/Ttot)，胸式呼吸占呼吸运动百分比(%RC)等共4次，取4次平均值。取动脉血气分析 PaO$_2$、PaCO$_2$、pH。EDP治疗：脉冲幅度100V，用手控方式以2：1间歇电刺激，每次电刺激时均在呼气末放电。30min后，记录刺激时的 VT、RR、VE、VT/Ti、Ti/Ttot，RC 20min，并作血气分析。

其中4例患者进行了膈肌起搏前和膈肌起搏后30min跨膈压和气体代谢观察。

结果：膈肌起搏后 Pdi(cm H$_2$O)由 12.95±1.59cmH$_2$O 增加到 17.43±2.45cmH$_2$O($P<0.01$)，VT/Ti 增加 0.08±0.08L/S($P<0.05$)，而 RR、Ti, Ti/Ttot 均无明显变化。VT 由 0.33±0.08L 增加到 0.37±0.12L($P<0.05$)，VE 平均增加 1.76±1.94L/min($P<0.05$)。电刺激前后%RC 无明显变化。从 respigaph 示波器上，可见电刺激时潮气量的变化主要在深吸气段，并以腹式呼吸增加为主。

应用 EDP 从 2：1 刺激 30min 后，PaCO$_2$ 平均下降 3.4±4.2mmHg(由 63.26±13.24mmHg 降至 59.86±12.69mmHg)($P<0.05$)，而 PaO$_2$ 虽有增加但无统计学意义(70.56±16.39mmHg 上升至 72.11±16.90mmHg，$P>0.05$)。4例气体代谢测定显示 VO$_2$ 明显升高，由 239.48±16.25mL/min 升高到 330.37±67.56mL/min($P<0.05$)，VCO$_2$ 亦有明显增加，由 225.27±27.54mL/min 升至

273. 53±47. 82mL/min，$P<0.01$）。由于本组 COPD 患者病程长平均 26 年，年龄平均 63 岁，又是急性重度呼吸衰竭患者，EDP 治疗后 Pdi、VT/Ti、VT 及 VE 虽有增加，但 PaO_2，$PaCO_2$ 的改善均不够明显。在静息时 COPD 患者 Pdi 较正常人为高，这与本组患者气道阻塞、呼吸负荷较高有关。当电刺激后 Pdi 只增加 35.15 ± 1.95%，较正常又增加幅度（84.86±47.23%）小。COPD 患者功能残气增加，膈肌平坦，吸气时处于不利于收缩的功能状态，在相同的电刺强度下，严重的 COPD 患者不能产生与正常人相同的收缩效应。

由于本组患者均有严重的阻塞性通气功能障碍，呼吸机机械负荷增加，通气改善必然伴有呼吸功的明显增加。本组患者 EDP 治疗后，氧耗量平均增加 104.94±61.05mL/min，而正常人氧耗量增加仍 51.75±55.82mL/min。气体代谢的增加必然削弱通气对血气有利影响。作者认为，EDP 对 COPD 呼吸衰竭患者疗效取决于通气改善程度以及伴随通气变化所引起的机体代谢变化，因人而异。

◎ **参考文献**

[1] 谢秉煦，毛衣理，陈家良. 体外膈肌起搏对慢性阻塞肺病膈肌功能康复的研究[J]. 中华结核和呼吸杂志，1988，11(3)：156-159.

[2] 蔡映云，徐凤平，钮善福. 体外膈肌起搏对健康志愿者跨膈压、通气和动脉血气的影响[J]. 中华内科杂志，1990，29(12)：730-732.

[3] 徐凤平，蔡映云，钮善福，等. 体外膈肌起搏对慢性阻塞性肺病合并呼吸衰竭患者疗效评价[J]. 上海医学，1991，14(5)：295，296，303.

4.2 体外膈肌起搏对 COPD 康复治疗的应用与评价

根据世界卫生组织估计，全球中度至重度患者大约 8000 万人，2005 年超过 300 万人死于 COPD，为全球第 4 位死亡原因疾病。各种研究显示，COPD 加重住院的死亡危险有 4%～30%，在住院后 1

年，死亡率从 22% 增至 43%，甚至比共存的肺栓塞或心血管病的死亡率的危险还更高。由此可见，对 COPD 肺康复和阻止其病情加重的治疗研究尤为重要。过去认为 COPD 的气流受限是"不可逆的，持续进展的"，随着研究的深入，人们发现 COPD 气流受限是"不完全不可逆的"。现在已确认，COPD 是"可治疗的，可预防的疾病"。

1. 作者的研究目标

笔者从研制仪器课题开始，其应用主要的目标便是 COPD 肺康复。应用无创性 EDP 作为 COPD 肺气肿康复治疗，在当时国内外仍未见报道。1978 年 Glenn 曾报告 1 例严重 COPD 患者应用植入式体内膈肌起搏处理该患者长期氧疗时出现的通气受抑制和二氧化碳潴留，取得了一定效果。因 IDP 要开胸手术创伤无法推广，笔者等于 1987 年 3 月开始在我国首先开设膈肌起搏门诊，治疗哮喘、肺气肿膈肌功能康复患者共治疗 134 例(图 4-6)。每日 1 次，每次 30min，10 次为 1 个疗程。根据对 COPD 肺气肿患者治疗观察，症状改善表现：气促、胸闷减轻，步行、登楼等活动耐力改善。其中 30 例经 EDP 治疗 20 次，观察患者潮气量(TV)、每分钟静息通量(VE)、肺活量(VC)、第 1 秒时间肺活量(FEV_1)、最大中期流速(MMEF)、最大通气量(MVV)均有明显改善($P<0.01$ 或 $P<0.05$)(表 4-3)。

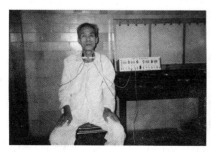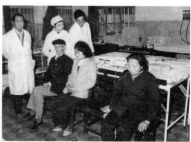

图 4-6　中山大学附属第一医院膈肌起搏治疗门诊患者 EDP 康复治疗(1987 年)

表 4-3　　　　　　　**EDP 治疗 2 个疗程后 30 例**

肺气肿通气功能变化　　　单位：升(L)

治疗前后	潮气量	每分钟通气量	最大通气量	肺活量	FEV$_1$	中期流速
前	0.541	9.305	23.147	1.666	0.731	0.325
后	0.623	10.88	27.688	1.792	0.804	0.366
后-前差	0.082	2.695	4.541	0.126	0.073	0.041
P	<0.01	<0.01	<0.01	<0.05	<0.05	<0.05

134 例肺气肿患者接受 1 个疗程治疗之后，96.6%患者闷、气促和活动耐力有不同程度改善，其中显效者占 63.4%(85 例)，有效者占 33%(44 例)，无效者占 3.6%(5 例)。作者认为，COPD 康复治疗的评价应包括以下几方面：①延长病人寿命；②减少住院次数和住院时间；③改善生活质量。上述指标需要通过较长时间观察才能判定。但对其近期疗效判定可根据患者自觉症状改善情况，订出较为客观的软指标作为判定疗效依据，例如肺通气功能检测包括潮气量、每分钟通气量、最大通气量、肺活量、FEV$_1$、中期流速等指标，对判定 COPD 患者康复治疗疗效简易可行。X 线检测可直视观测到膈肌形态及其活动幅度变化，是一种简易而有效的指标。最近有人推荐较为简便的定时最大步行距离试验(timed maximal walk distance test)来估计 COPD 患者运动耐力。本文肺气肿患者接受 EDP 康复治疗前后如能结合胸 X 线透视下观察膈肌移动变化，作最大行距离试验，将会更为客观反映 EDP 的疗效。

2. EDP 对 COPD 患者的康复治疗

(1)徐婷华等报告 50 例 COPD 患者应用 EDP 治疗，分不同治疗方法进行观察。

Ⅰ组患者 EDP 每日 1 次，每次 30min，10d 后 3~6d 复查肺功能并与 EDP 治疗的所检测的肺功能作比较。结果显示，Ⅰ组患者 EDP 治疗 10d 后的 3~6d 所检测的肺功能(VT、VE、MVV1、VC、FEV$_1$ 等指标)与 EDP 前的肺功能指标均无显著的差异(P>0.05)；

Ⅱ组患者 EDP 治疗前与治疗后所检测的肺功能指标作比较发现，均有非常明显差异（$P<0.01$）。表明 EDP 对 COPD 患者治疗的即时效果是肯定的，但疗效不持久，作为康复治疗应坚持较长疗程为宜。

（2）张世叶、钟南山应用 EDP 对 13 例稳定期 COPD 患者。

随机分为 A 组（治疗组）13 例，B 组（对照组）10 例。两组患者先检查肺通气功能、最大跨膈压（Pdi_{max}）、体重、左膈最大吸气及呼气时的活动度及气促评分。

体外膈肌起搏采用谢氏方法，首次起搏是在透视下患者呼气末吸气初进行刺激，观察膈肌有收缩时视为有效，再令病人自我调节至每吸气起始接受刺激，刺激强度 55±20V，频率 15~18 次/min，持续 30min，每日 1 次，连续 20d。两组患者的身高、体重、FVC、FEV_1、BDI、Pdi_{max}、左膈肌最大移动度均无明显差异，经 EDP 后 A 组患者的 FVC（由占预计值 68%±24% 增至 79%±34%，$P<0.05$），Pdi_{max}（由 77.3±30.0cmH$_2$O 增至 95.9±38.0cmH$_2$O，$P<0.05$）明显增高，而体重、FEV_1 无明显变化；B 组同期体重、FVC（由占预计值 71%±16%~72%±15%，$P>0.1$）、Pdi_{max}（由 81.3±20.0cmH$_2$O~82.8±17.0cmH$_2$O，$P>0.10$）、FEV_1 无明显变化。两组患者 EDP 治疗后 TDI 有显著差异（3.8±2.6vs1.2±1.0，$P<0.05$）。A 组 6 例气促明显改善病人（TDI>6），其 Pdi_{max} 增加 20cmH$_2$O 以上，所有病人膈肌活动度大于 3cm；而另 7 例气促改善不够显著（TD <6）者，膈肌活动度均小于 3cm，BDI 与基础 Pdi_{max}、FVC、FEV_1 呈明显直线正相关（BDI = 0.064×Pdi_{max}+1.9；$P<0.05$）；TDI 与 Pdi_{max} 变化、FVC 变化亦呈明显直线正相关（TDI = 0.08×Pdi_{max}+2.1；TDI = 0.22×FVC（%预计值）+2.4；$P<0.05$），但与 FEV_1 变化无关。对疗效好的 3 例病人随访，并于半年后复查及进行第二次 EDP 治疗，在停止治疗后 2.5~4 个月，病人气促症状加重到治疗前水平。3 例病人确认其 EDP 前的 Pdi_{max}、FVC 分别为 86.0±31.6cmH$_2$O，68.5%±29.0%，而 EDP 后为 334.5±36.6cmH$_2$O，78.5%±32.0%均明显增加，（$P<0.05$）、FEV_1 无明显变化，在首次起搏半年后 3 例的 Pdi_{max}、FVC 均有下降，但由于例数太少，无统计学意义。

综上所述，EDP 短程可改善部分 COPD 病人气促症状，其气

促的改善与治疗后 Pdi_{max} 的增加密切相关；通过 EDP 治疗，改善了患者膈肌肌力，提高了用力肺活量，这是 EDP 治疗气促的可能途径。但这种改善气促的作用仅适用于仍保存一定膈肌功能的 COPD 患者(左膈活动度大于 3cm)，而对有严重肺气肿、膈肌低平的 COPD 患者，EDP 可能无效。

　　笔者却认为，从许多学者报道的研究均认为 EDP 应用于 COPD 的康复治疗不失为一种有效而简便的新方法。

　　(3)余秉翔等对 8 例肺气肿稳定期患者采用 EDP 康复治疗研究。

　　其方法为：EDP 治疗每日 1 次，每次 30min，20d 为 1 个疗程。按常规方法测定最大跨膈压(Pdi_{max} ，反映膈肌收缩力)和膈肌肌电图((EMG 低，反映膈肌疲劳状况)。同时检测患者动脉血气和肺功能。上述指标分别于治疗前、治疗中、1 个疗程及疗程结束后 1 周各检查 1 次，用 F 检验(双因素方差分析)衡量其差异是否有显著性。

　　结果显示：

　　①EDP 治疗过程中，患者胸闷、气促症状均有不同程度改善，1 个疗程结束后，患者生活能力提高，如步行距离延长，上楼后气促症状减轻，夜间憋醒次级减少及呼吸频率减慢等。

　　②血气变化为，PaO_2 虽有上升，但无统计学意义。$PaCO_2$ 则显著下降，由治疗前的 $4.64\pm0.11kPa$ 降至 1 个疗程结束后的 $3.76\pm0.20kPa$($P<0.01$)，至疗程结束后 1 周仍较治病前明显降低，为 $3.91\pm0.23kPa$($P<0.01$)，说明 EDP 治疗可有效降低 $PaCO_2$，并且 1 个疗程的疗效至少可维持 1 周以上。

　　③肺功能改善：EDP 治疗后，肺活量(VC)、最大通气量(MVV)、用力肺活量(FVC)、通气储量(VR%)等，都有显著改善($P<0.05$ 或 $P<0.01$)，而肺功能中容量指标及反映小气道功能指标则无改变。

　　④最大跨膈肌压改变：经 EDP 1 个疗程治疗后，Pdi_{max} 由治疗前的 $7.94\pm0.35cmH_2O$ 提高至 $9.01\pm0.42cmH_2O$($P<0.01$)，并且在疗程结束后 1 周达到 $9.19\pm0.50cmH_2O$($P<0.01$)。说明 EDP 可显著增强膈肌缩力，提高其功能。

⑤膈肌疲劳耐受性改变：治疗前后相同参数诱发膈肌疲劳时，EMGdi 中 H/L 差数的 Fc 差数的显著性检验表明，经过 EDP 治疗，在相同条件下，膈肌疲劳发生程度较治疗前明显减轻（$P<0.05$），说明其疲劳耐受性提高。

膈肌是人体主要呼吸肌，在维持正常通气和肺功能方面起着主要作用。其功能障碍是导致各种急慢性呼吸衰竭的重要原因，也是 COPD 患者的基本病变之一。人体膈肌遵循用进废退的原则，其肌力储备变化较大，通过锻炼可恢复和提高其功能，并进一步改善肺功能，缓解其症状，提高生活能力，这是 COPD 患者功能康复的理论依据。作者的研究结果也得到证实。当电刺激膈神经时，被兴奋的肌细胞数目增多，从而使膈肌收缩力加强，运动幅度加大，通气量增加。肺功能的改善必然导致血气的改善，随通气量增加，CO_2 排出增多，$PaCO_2$ 降低。

本研究还表明，通过 20d 为 1 个疗程的 EDP 治疗，在上述指标的改善可以维持 1 周时间，若计划 2 个疗程时，可以休息相间 10d。EDP 是国内近 10 年来发展起来的一种新方法，由于其简便易行，疗效可靠，无痛苦和副作用，在临床已经得到较多应用。本研究采用最大跨膈压（Pdi_{max}）和膈肌电图两项指标来评定 EDP 治疗肺气肿患者膈肌功能康复的临床价值，这是较为客观的依据。

（4）1999 年王丽华等对 30 例 COPD 患者作 EDP 长程治疗的观察。

其方法为：EDP 每日 1h，每 14d 为 1 个疗程。以后每 14d 家庭随访治疗 1 次，停止治疗组不再作 EDP 治疗（15 例）；另 1 组 15 例治疗组，14d 后仍上门 EDP 治疗。两组分别于 6 周、16 周复查肺功能多项。结果表明，经 EDP 治疗后，两组患者测定的最大口腔吸气压（MIP）、负荷呼气时间（LT）、6min 行走距离（6MWD）和膈肌移动度（DM）等指标均有明显的提高，与治疗前相比较有显著性差异（$P<0.05$）。而停止治疗组呼吸肌力运动能力逐渐减退，停止治疗 16 周后与治疗前相比较，除 6MWD 和深呼吸 DM 外，其余各项指标均无统计学意义（$P>0.05$）。本组研究证明，经两周短程的 EDP 治疗后，COPD 患者的呼吸肌肌力、耐力和全身运动能力有较明显提高，可见 EDP 是 COPD 患者康复治疗的一项方法。但是呼吸肌锻炼有可逆性特点，即停止锻炼后，呼吸肌的功能会逐渐恢复到原来水平，锻炼效果会随之消失，因此，停治组在停止 EDP 治疗后，原治疗效果难以保持。在国内 EDP 康复治疗研究中亦有类似发现。

(5)方君宗等用生命质量（QOL）评估来衡量体外膈肌起搏（EDP）对 COPD 患者的疗效。

30 例 COPD 缓解期住院患者，经 2 周 EDP 治疗后随机分为家庭继续治疗组和停止治疗组各 15 例，经 16 周进行常规肺功能、呼吸肌力量，全身运动能力复测和 QOL 的复评。其结果为：EDP 治疗 2 周后两组患者的最大口腔吸气压（MIP）、负荷呼吸时间（LT）、6min 行走距离和膈肌移动度与治疗前相比有明显增加（$P<0.05$），肺功能改善主要表现为肺活量、一秒用力呼气量占用力肺活量（FEV_1/FVC）百分比、最大通气量（MVV）、潮气量和每分钟通气量（$P<0.05$）。其 QOL 评估显示日常生活能力和社会交往情况较治疗前有提高，但抑郁和焦虑心理障碍评分治疗差异无显著性（$P>0.05$）。16 周后检测显示，继续治疗组上述生物学指标和 QOL 评分（日常生活能力、社会交往情况、抑郁和焦虑）较治疗 2 周时和治疗前都有进一步改善（$P<0.05$）。而对照组各项生物学指标及 QOL 各项评分均恢复到治疗前水平。作者认为，EDP 是提高 COPD 患者健康状况和改善 QOL 的一项有效康复措施，为巩固和保持疗效，其疗程需持续较长时间。

(6)1995 年刘刚等应用 EDP 对 40 例缓解期 COPD 患者吸气肌耐力和强度进行临床研究。

40 例分轻中重的 COPD 患者，EDP 前、EDP 20d 末及治疗结束后 1 月的最大吸气压（MIP）、最大持续吸气压（SIP）、吸气时间/呼吸周期时间（Ti/Ttot）和吸气肌张力时间指数（Ttim），EDP 1h 前后的血气变化。以探讨 EDP 对不同程度 COPD 患者的疗效及适应证。

治疗方法：EDP 脉冲重复频率 40Hz，脉宽 0.3ms，脉冲幅度 0~100V，脉冲包络时间 1.2s。采用同步刺激，每日 1 次，每次

60min，连续20d为1个疗程。于EDP前1h作动脉血气分析，并作EDP前后的吸气肌强度(IMS)和吸气肌耐力(IME)测定。

结果表明，EDP 1h后，轻中重各组PaO_2、$PaCO_2$均稍有降低，但无显著差异($P>0.05$)。EDP前后MIP和SIP比较：①EDP 20d后，轻、中、重各组的MIP和SIPm增加程度无显著差异($P>0.050$)；②24例COE患者EDP 20d后MIP和SIPm，分别为7.9650±1.2828kPa和6.372±1.0262kPa，治疗结束后1个月随访，MIP和SIP分别为8.0150±1.5208kPa和6.4280±1.018kPa，均分别与EDP前的MIP(6.750±1.3275kPa)和SIP(5.3760±1.0572kPa)显著提高($P<0.01$)。EDP前后Ti/Ttot和TTimi比较：①Ti/Ttot在不同吸气负荷时的变化：EDP前，轻、中、度各组40%MIP前Ti/Ttot均上升缓慢，重度组30%MIP后及轻、中度组50%MIP后Ti/TtotP明显上升。EDP 20d后，轻中重度各组在不同水平吸气负荷下Ti/Ttot比较：EDP前均有降低。轻度组，60%、70%、80%MIP时Ti/Ttot下降明显($P<0.05$)；中、重度组，50%、60%、70%MIP时Ti/Ttot下降明显($P<0.05$)。②EDP前后TTimi在不同负荷时间的变化：EDP前，轻中重度各组TTimi随负荷及时间增加而增加，4min后增加最明显。EDP 20d后，在相应负荷时间的TTimi较EDP前降低。轻度组，8、10、12min时TTimi降低最明显($P<0.05$)，中、重度组，6、8、10min时TTimi降低最明显($P<0.05$)。

作者认为，COPD患者呼吸肌功能降低的因素：①呼吸肌负荷增加，COPD患者的呼吸耗氧量是正常人的10~20倍，故吸气肌做功效率降低；②膈肌位置和形态改变：③COPD患者营养不良，呼吸气肌纤维萎缩使MIP和SIPm降低，易发生呼吸肌疲劳。④呼吸中枢驱动相对不足，以膈神经电刺激法，仍能使疲劳的膈肌的跨膈压增加，提示相对的中枢驱动不足。本组COPD患者EDP 20d后，MIP和SIPm均明显增加，可能与EDP改善膈肌循环；增加膈肌活动幅度；EDP对膈肌红肌和白肌比例的改善和EDP增强膈神经冲动传递有关。本组研究表明，COPD患者轻中重三组在EDP前，60%MIP负荷时均发生了吸气肌疲劳，EDP 20d后，三组患者尽管在60%MIP负荷时亦发生IMF，但较EDP同样的负荷条件下，Ti/Ttot

和 TTimi 均显著降低，均提示 IMS 和 IME 的改善。24 例 COPD 患者 EDP 治疗疗程结束后 1 个月随诊复查，MIP 和 SIP 仍显著高于治疗前的 MIP 和 SIP($P<0.01$)。作者研究表明，EDP 对缓解期 COPD 患者的吸气肌耐力和强度 20d 疗程治疗有明显改善，COPD（轻、中、重度）的远期疗效仍需继续观察。

Ti/Ttot 比是吸气肌疲劳的重要指标，Ttimi 代表每次呼吸时吸气肌张力的时间积分，是每分钟吸气肌产生平均压力的指标。若 Ttimi 大于或等于 0.3 作为吸气肌疲劳（IMF）的临界阈值，本文 COPD 轻、中、重三组患者 EDP 前，60%MIP 负荷时均发生了吸气肌疲劳。EDP 治疗 20d 后，三组患者尽管在 60%MIP 负荷时也发生 IMF，但较 EDP 同样的负荷条件下，Ti/Ttot 和 Ttimi 均显著降低，均提示 IMS 和 IME 的改善。

本文 24 例 COPD 患者 EDP 1 个疗程结束后 1 个月随诊复查，MIP 和 SIPm($P<0.01$)。

(7)李玉明等对 42 例 COPD（轻度 15 例、中度 19 例、重度 8 例）患者应用 EDP 作康复。

①3 个疗程后，38 例（90.5%）胸闷、气促症状明显改善，1min 登楼阶梯数有不同程度改善。其中 22 例（52.5%）胸闷、气促症状明显改善，1min 登楼梯数增加 1 倍以上，症状改善，1min 登楼数不到 1 倍以上者 16 例（38%），症状，运动耐力无改善者 4 例（9.5%）。

②EDP 对 COPD 患者肺功能影响：42 例 EDP 3 个疗程后，VT、IC、VC%、FEV_1/FVC、MEF25 均有明显改善($P<0.05$ 或 $P<0.01$)，而 RV/TLC、FRC、MTT 及 DLCO 无显著差异($P>0.05$)，其中轻和中度肺功能减退组 TV、VC%、FEV_1/FVC、FVC、MET50 有显著改善，RV/TLC 及 MTT 无明显改善($P>0.05$)，严重肺功能减退组 8 例，在治疗前后上述各项肺功能均无显著差异($P>0.05$)。

③EDP 对 COPD 患者血气变化：30 例 COPD 患者 EDP 治疗前 $PaCO_2$5.18±0.4kPa，疗程结束后为 4.8±0.34kPa；PaO_2 治疗前 10.6±1.4kPa，疗程结束后为 10.6±4.0kPa 均无显著差异($P<0.05$)。④EDP 对 COPD 患者膈肌运动影响：22 例 EDP 前的静息

呼吸膈肌运动 85± 0.5cm，深呼吸时 2.21±0.8cm，疗程结束后 3d 时静息呼吸为 2.34±1.53cm，深呼吸时为 2.84±0.87cm 较 EDP 前均有明显增加（$P<0.01$ 和 $P<0.05$）。EDP 刺激时膈运动幅度为 2.95±0.75cm（$P<0.01$）。6 例重度肺功能减退者，对 EDP 电刺激反应差，膈肌在起搏时仅增加 0.55±0.42cm。研究表明，EDP 对肺功能轻或中度减退 COPD 患者，短期康复治疗疗效要比重度患者好。

（8）叶楚钦等应用 EDP 对不同肺通气功能障碍 COPD 患者，即时及短期疗效做了观察研究。

25 例 COPD 中，11 例为轻度、中度通气功能障碍，14 例重度和极重度通气障碍。EDP 开始治疗发现轻、中度通气障碍患者出现 PaO_2 明显下降（$P<0.05$），但连续 EDP 1 周后 PaO_2 又有显著提高（$P<0.02$），$PaCO_2$ 在 EDP 治疗后和疗程 1 周后无明显变化（$P>0.05$）。EDP 治疗重度和极重度患者 14 例，第 1 次 EDP 治疗后 FVC 即有显著提高（$P<0.05$），治疗 1 周后、PaO_2，FVC 及 FEV_1 均有显著提高（$P<0.05$），患者自觉症状在 EDP 期间呼吸较舒畅，气促减轻，精神好转。作者认为，EDP 对稳定期 COPD 患者，尤其重度以上通气障碍者，FVC 及 FEV_1 均有显著提高，提示治疗后膈肌收缩力加强，从而使肺泡通气量增加，PaO_2 也增加。但未显示有降低 $PaCO_2$ 的作用。认为稳定期 COPD，即使重度以上患者，仍可使用。然而对非稳定期 COPD 患者，若 EDP 后 $PaCO_2$ 明显升高者则应慎用。

（9）田凤英等应用 EDP 对 37 例呼吸系统疾病患者进行康复治疗观察，其中慢性支气管炎，慢性阻塞性肺气肿 29 例，肺间质性病 3 例，胸膜增厚 4 例，支气管哮喘 1 例。EDP 治疗：每日 1~2 次，每次 30min，20d 为 1 个疗程，20 次治疗后复查肺功能胸 X 线透视检测。每 EDP 治疗 3~4d 记录一次症状、体征、活动耐力变化。经 EDP 治疗后咳嗽咯痰气促症状明显改善，肺哮鸣音、干湿罗音明显减少或消失。生活耐力及活动度在 EDP 后明显进步，治疗前生活耐力差者 21 例经治疗后仅 1 例，治疗前患者可登楼梯者仅 4 例，治疗后增至 36 例，有 33 例患者恢复一般性工作。右膈肌活动度由治疗前 1.5cm 增加至治疗后 2.62cm(后前差为 1.12cm，P<0.05)，左膈活动度由治疗前 1.18cm 增加至治疗后 1.98cm(后前差为 0.8cm，P<0.05)。肺功能(肺活量、最大呼气流速、最大呼气中期流速、第 1 秒时间肺活量、FEV 等指标)EDP 治疗前后比较均有显著差异(P<0.05)。本组有 1 例为顽固性支气管哮喘患者，在该医院长期中西药皮质激素治疗仍未能控制症状。后加用 EDP 治疗 41 次，皮质激素用量减少至停止使用，三个月未再复发。

◎ 参考文献

[1]张世叶，钟南山. 体外膈肌起搏器临床应用适应证探讨[J]. 中华结核和呼吸杂志，1995，18(1)：49.

[2]谢秉煦、陈家良、李志平，等. 体外膈肌起搏对慢性阻塞性肺气肿康复治疗观察[M]. 体外膈肌起搏器原理及应用资料选编，1988：24-26.

[3]刘刚，吴羲如，吴善. 体外膈肌起搏对缓解期慢性阻塞性肺疾病患者吸气耐力和强度的影响[J]. 中国康复医学杂志，1995，10(5)：220-222.

[4]王丽华，方宗君，蒋浩明. 30 例慢性阻塞性肺病患者体外膈肌起搏长程治疗临床观察[J]. 临床荟萃，1999，14(10)：439-440.

[5]余秉翔，黄念秋，刘又宁. 体外膈肌起搏与肺气肿的临床康复[J]. 中国康复医学杂志，1991，7(4)：169-170.

4.3 体外膈肌起搏对重度 COPD 治疗的评价

EDP 的治疗作用需要依靠电刺激体外膈神经引起膈肌收缩来完成。EDP 能否有效地改善 COPD 患者的 $PaCO_2$，提高 PaO_2 水平，取决于膈肌的收缩；气道阻力对吸气流速的消极影响；通气量提高所伴随的呼吸变化等三方面。当 COPD 发展至急性加重期时，气道阻力增加，肺泡过度充气膨胀，膈肌的收缩力必然会下降。EDP 治疗效果不如 COPD 稳定期或缓解期患者。笔者同意蔡映云和徐凤平两人早期对 EDP 应用研究的观点，对其疗效的评价要恰当，会因人而异，合理使用，还要注意膈肌疲劳的发生。

然而，仍有许多报道，EDP 对 COPD 肺心病并发 Ⅱ 型呼吸衰竭治疗取得疗效的病例。

（1）1992 年陈云山报告 20 例肺心病应用 EDP，并以未经 EDP 治疗的 20 例肺心病作对照。治疗组 EDP 30min/d，10d 为 1 个疗程。观察发现 1~2 个疗程之后，患者呼吸困难、胸闷、口唇发绀症状减轻，PaO_2 提高非常明显，从 7.07±2.37kPa~6.30±2.29kPa（$P<0.01$），$PaCO_2$ 也明显下降，从 6.77±1.28kPa~6.27±1.49kPa（$P<0.01$）。而对照组的症状无缓解，血气参数改善不明显。认为 EDP 治疗肺心病合并呼吸衰竭能有效提高 PaO_2 和降低 $PaCO_2$。

（2）董平等对 15 例 COPD 患者应用 EDP 治疗 10 次后，胸闷、上腹部胀满消失（$P<0.01$ 和 $P<0.05$），血气分别在 EDP 治疗 30min、治疗 10 日与治疗前作比较，PaO_2 从 9.32±1.01kPa（70.1±7.00mmHg）至 10.63±1.5kPa（83.13±11.58mmHg）、11.39±1.45kPa（85.63±12.42mmHg）（$P<0.01$）；$PaCO_2$ 从 4.91±0.64kPa（36.93±3.43mmHg）、4.84±0.42kPa（36.12±3.19mmHg）、4.84±0.57kPa（36.12±4.62mmHg）（$P<0.01$），表明 EDP 对 COPD 治疗即时效果和长期效果均有显著差异。但对另 20 例肺心病组在不给氧情况下，亦以同样的方法 EDP 治疗，无论症状改善和血气 PaO_2 和 $PaCO_2$，即时效果和长期效果与治疗无明显差异（$P>0.05$）。对伴有低氧血症的肺心病患者的 EDP 治疗，根据笔者的经验应在吸氧条件下进行为宜，避免由于 EDP 时膈肌收缩运动增强而增加耗氧量，使患者缺氧加重。

（3）1988 年笔者曾对 15 例肺心病合并 Ⅱ 型呼吸衰竭患者的低氧血症和高碳酸血症应用 EDP 治疗，其方法为：此组患者 EDP 治疗前已用低流量（1-2L/分）鼻导管吸氧，检测 PaO 为 79.3±16.2mmHg（10.6±2.13kPa），$PaCO_2$ 71.4±16.8mmHg（9.46±2.27kPa）。在应用 EDP 的同时，将吸氧流量增至 3~4L/min；治疗 30min 后，检查 PaO_2 上升至 95.3±14.0mmHg（12.7±1.87kPa），$PaCO_2$ 58.9±17.7mmHg（7.86±2.4kPa）（$P<0.05$）。其中 5 例肺心病合并肺性脑病患者，$PaCO_2$ 48~103 mmHg（11.2-13.7kPa），出现嗜睡或昏迷。应用 EDP30~60min 后，$PaCO_2$ 降至 65.4~88.2mmHg（8.66~11.7kPa），意识转为清醒。笔者认为对重度 COPD 合并呼吸衰竭的患者应用 EDP 时可以增加吸氧流量 3 或 4L/min，由于重

症患者低氧血症难以用低流量吸氧改善其缺氧，严重低氧血症对呼吸衰竭患者十分不利。由于患者正接受 EDP 治疗，中等吸氧流量不会导致呼吸中枢的化学感受体抑制。吸氧流量适当增加可以抵消 EDP 驱动膈肌运动增强时的耗氧量，从而使患者的 PaO_2 不会下降。此外，肺心病呼吸衰竭患者，EDP 治疗时间不宜过长，以 30~120min/次为宜，避免膈肌疲劳影响治疗效果。

(4)戴木森等应用 EDP 治疗肺心病并发 Ⅱ 型呼吸衰竭 15 例，其方法：EDP 为 60 次/min，治疗前、治疗完毕、治疗后 1h 三次检测血气变化。结果显示，pH 从 7.28±0.04 至 7.36±0.089 至 7.36±0.047($P<0.01$ 或 $P<0.05$)，PaO_2 从治疗前 7.99±2.04kPa，EDP 治疗后 8.27±2.05kPa($P<0.01$)，EDP 停后 1h 8.44±1.38kPa($P<0.01$)，$PaCO_2$ EDP 前均值 9.09kPa 至 EDP 后均值 6.33kPa，EDP 停用 1h 后均值 7.11kPa($P<0.05$)，认为 EDP 对肺心病 Ⅱ 型呼吸衰竭治疗有效。

机械通气需气管切开或气管插管，易发生并发症。使用 EDP 可加强膈肌收缩强度和幅度，同样可起改善通气的目的。甚至在停用 EDP 1h 后，血气仍与治疗前相比仍有显著的差异，作者发现 CO_2 潴留越高者，采用强刺激时，其通气量改善尤为明显。说明肺心病并发呼吸衰竭除了气道阻塞导致通气不足之外，呼吸肌的功能不全亦是一个不可忽视的因素，EDP 可被动地增强呼吸肌的功能。

(5)陈潮钦等报道，采用几种不同方法治疗肺心病急性加重期 Ⅱ 型呼吸衰竭 96 例。A 组应用 EDP 加 HFJV 联合治疗 40 例；B 组单用 EDP 治疗 36 例；C 组单用 HFJV 治疗 20 例。各组年龄、病情相似。治疗 30min 后，结果单用 HFJV 治疗的 C 组虽然 PaO_2 显著提高，缺氧改善，但 CO_2 排出不足，导致 CO_2 潴留。而单用 EDP 治疗的 B 组虽然 CO_2 下降，但对提高 PaO_2，改善缺氧效果不佳。而 HFJV 和 EDP 联合应用则既明显升高 PaO_2，改善缺氧，又较好地降低 $PaCO_2$，显示出良好的治疗效果。

(6)罗显荣等根据 89 例 COPD 患者的研究结果认为，EDP 对肺心病轻度呼吸衰竭有效，对膈肌功能状态较好的 COPD 患者是一种有效的膈肌功能康复措施。对于重度肺心病 Ⅱ 型呼吸衰竭患者疗效较差，如 EDP 和 HFJV 联合应用，低氧血症则有所提高，但 $PaCO_2$ 下降仍不理想。

（7）陈倩仪等采用 EDP 治疗 COPD 肺心病合并呼吸衰竭患者 30 例，每日 1~2 次，每次 30min，10 日为 1 个疗程。EDP 治疗后，呼吸困难明显改善，自觉呼吸舒畅、胸闷气促减轻、运动耐力增加。5 例出现肺性脑病患者，EDP 治疗前神志不清或嗜睡，EDP 治疗 30min 神志转清醒。血气分析，$PaCO_2$ 由治疗前 9.9 ± 2.2kPa（74.4 ± 16.8mmHg）降至治疗后 7.1 ± 2.3kPa（53.7 ± 17.7mmHg））$P<0.05$），PaO_2 由治疗前 5.9 ± 2.2kPa（45 ± 16.6mmHg）升高至治疗后 7.7 ± 2.7kPa（58.5 ± 20.0mmHg）（$P<0.05$）。作者认为，EDP 可预防氧疗过程中的高碳酸血症。肺性脑病的抢救使用 EDP 操作简单，安全有效，患者容易接受。

（8）杜君报告采用常频通气联合 EDP 治疗 30 例肺心病合并 Ⅱ 型呼吸衰竭。治疗方法：治疗组为先采用 EDP 30min，然后再用 HFJV，通气频率 32 次/mim，氧驱动压力 $0.8~1.2$kg/cm^2，30min 治疗。对照组 20 例肺心病呼吸衰竭患者，其中 5 例为肺性脑病。只用 HFJV 治疗，频率 100 次/min，氧驱动压 $1.0~1.5$kg/cm^2，60min。结果：治疗组中 5 例为失代偿呼吸性酸中毒，pH 值由治疗前 7.25 ± 0.045 增至治疗后 7.35 ± 0.029（$P<0.05$），PaO_2 由治疗前 6.38 ± 0.90kPa，升至治疗后 8.21 ± 0.40kPa（$P<0.01$），$PaCO_2$ 由治疗前 9.315 ± 2.385kPa 下降至 7.35 ± 2.41kPa（$P<0.01$）。对照组由 HFJV 治疗前 PaO_2 7.37 ± 0.272kPa 上升至 HFJV 后 9.331 ± 0.295kPa，$PaCO_2$ 由 HFJV 治疗前 9.285 ± 0.410kPa 上升至 HFJV 后 12.05 ± 0.540kPa。结果表明，HFJV 与 EDP 联合应用可迅速提升 PaO_2，降低 $PaCO_2$，而单用 HFJV 治疗的肺心病患者，治疗后 PaO_2 虽明显升高，但 $PaCO_2$ 也随之上升。

（9）张湘等报告 60 例 COPD 患者中，中度患者 32 例，重症者 28 例（合并肺心病 12 例），EDP 治疗后，复查肺功能 VT、VE、MVV 的预计值均较治疗前有显著改善（$P<0.05$），但 FEV_1、VC、MMEF、PEP、V25、V50 的变化治疗前后均不显著（$P>0.05$）。PaO_2 由治疗前的 90.40 ± 0.15mmHg 升至治疗后的 93.20 ± 0.20mmHg

（$P>0.05$），$PaCO_2$ 由治疗前的 $59.18\pm0.28mmHg$ 降至治疗后的 $40.30\pm0.22mmHg$（$P<0.05$）。结果表明，EDP 对重度 COPD 患者的高碳酸血症的改善是有效的，如果 EDP 时增加吸氧流量 $4\sim5L/min$，可以提高 PaO_2，而不致出现 CO_2 潴留。

（10）韩玉生等报告 12 例 II 型呼吸衰竭患者使用 EDP 治疗，每日 3 次，每次 30min，相间 2h，并以低流量吸氧。患者经 EDP 治疗后，呼吸困难症状减轻，PaO_2 由治疗前的 $52\pm16mmHg$ 上升至治疗后 $60\pm25mmHg$（$P<0.01$），$PaCO_2$ 由治疗前的 $69.33\pm33mmHg$ 下降至治疗后 $62.\pm15mmHg$（$P<0.01$）。另 15 例 COPD 患者接受 EDP 治疗，每日 1 次，每次 30min，10d 为 1 个疗程，2 个疗程治疗后复查血气和肺功能。结果显示：PaO_2 由治疗前的 $56.65mmHg$ 上升至治疗后 $66.69mmHg$，其差数为 $10.04mmHg$（$P<0.01$），$PaCO_2$ 由治疗前的 $45.13mmHg$ 下降至治疗后的 $40.29mmHg$，其差数为 $4.48mmHg$（$P<0.05$）。而肺功能（潮气量、每分钟通气量、最大通气量、肺活量和 FEV_1 等指标）治疗前与 2 个疗程治疗后比较均有显著性差异（$P<0.01$）。

本研究表明，EDP 无论对 II 型呼吸衰竭或对 COPD 患者康复治疗都能获得较好的即时疗效及短期的疗效。

（11）焦深山等报告 13 例肺心病急性加重型患者应用 EDP 治疗，自身对照前 10d 作常规治疗，作血气分析，肺功能检测。然后接受 EDP 治疗，每日 1 次，每次 30min，连续 10d 治疗。血气分析复查：由治疗前的 $67.0\pm18.0mmHg$ 升高至 EDP 后的 $84.0\pm21.4mmHg$（$P<0.05$），$PaCO_2$ 由治疗前的 $48.25\pm9.83mmHg$ 下降至 EDP 后的 $44.69\pm7.20mmHg$（$P<0.05$）。肺功能（VT、VE、VC、VEV_1、MVV）在 EDP 前后检测值对比均显著差异（$P<0.05$）。提示患者急性加重期 EDP 治疗的低氧血症和高碳酸血症的改善与肺通气功能改善相关。

（12）刘文和等应用 EDP 抢救 12 例肺心病 II 型呼吸衰竭患者，EDP 方法为：每次 $20\sim30min$，每日 $2\sim4$ 次，吸氧流量 $3L/min$。结果：EDP $3\sim4$ 次后，患者面色、口唇、四肢末端发绀明显改善，其中 5 例神志不清嗜睡患者转为清醒，心率从 100 次/min 降至 90

次/min。血气分析：PaO_2 由治疗前 $7.3\pm0.74kPa$ 上升至 $10.2\pm1.1kPa(P<0.05)$，$PaCO_2$ 由治疗前 $9.6\pm1.3kPa$ 下降至治疗后的 $7.6\pm0.16kPa(P<0.05)$。结果表明，EDP 对肺心病重症Ⅱ呼吸衰竭有即时降低高碳酸血症的作用，操作简易，可避免气管切开和气管插管作用。

◎ 参考文献

[1]陈云山，等．体外膈肌起搏治疗肺心病合并呼吸衰临床观察[J]．中国心血管康复医学，1992，1(1)：41.

[2]谢秉煦．体外膈肌起搏治疗Ⅱ型呼吸衰竭的经验体会[J]．山东医药，1988，28(9)：40.

[3]董平，张红玉，向红笛，等．体外膈肌起搏器治疗慢性阻塞性肺疾病和肺心病疗效的初步观察[J]．首都医学院学报，1990，11(3)：206-208.

[4]戴木森，林章树，周其林，等．体外膈肌起搏治疗肺心病并发Ⅱ型呼吸衰竭15例报告[J]．福建医药杂志，1993，15(3)：64-65.

[5]罗显荣，易鑫．体外膈肌起搏治疗慢性阻塞性肺病呼吸衰竭的疗效[J]．中国危重病急救医学，1994，6(1)：15-16，64.

4.4　体外膈肌起搏动物实验研究

各种病因所致的呼吸衰竭时，通常采用机械通气抢救患者生命。目前常用的呼吸机多为正压呼吸器，它在改善通气的同时，可使胸腔内压增加，心输出量(cardiac output，CO)减少，这对患者，尤其是心功能不全的患者不利。国外植入式膈肌起搏(implanted diaphragm pacing，ID)的动物实验证明，膈肌起搏是一种正压通气更符合生理水平，更为有效的通气方法。实验证明：IDP 可增加心排出量，促进静脉回心血量。国外 IDP 虽然成功地应用于中枢性低通气患者，但仍存在膈神经损伤，局部感染等医源性并发症。体外膈肌起搏(EDP)克服了 IDP 的缺点，并在 COPD 患者的膈肌功能康复取得明显的效果。但对体表电刺激下的膈肌起搏血流动力学，通气和血气等影响的研究在国内外仍未见报道。1988 年张德平、谢秉煦等报告了 16 只狗采用 EDP 进行实验性研究(图 4-7)。

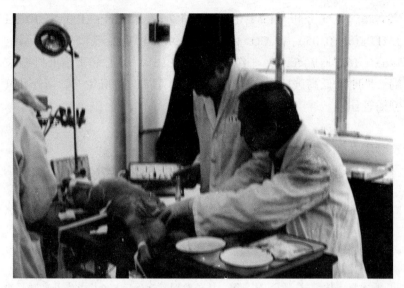

图 4-7 体外膈肌起搏狗实验研究现场(1988 年于中山医科大学生理实验室)
站立者张德平(研究生) 坐者谢秉煦(导师)

1. 实验方法

(1)成年正常杂种狗 16 只，体重 8~13kg。11 只狗以 3% 戊巴比妥钠按 30mg/kg 以腹腔注射麻醉，并作气管插管。于右股动脉插入 7 Swan-Ganz 漂浮导管至肺动脉，测定肺动脉压(PAP)及心输出量(CO)。右侧股动脉插入 7F 普通心导管至胸主动脉，测定动脉血压(AP)。肺动脉和主动脉导管均与 TP-101 T 压力换能器相连，经 AP-601G 载波放大器，同时在 RM-6000 型多导生理记录仪记录肺动脉压和主动脉压，由主动脉导管采集血气分析。

(2)用热稀释法测定心输出量，取 2~3 次心输出量平均值。

(3)EDP 起搏，于狗颈部两侧胸锁乳突肌外缘下 1/3 处放置治疗电极(阴极)，无关电极(阳极)放置两侧胸前皮肤，电极放置处必须剃去狗毛。以导电糊涂于电极上，以利于导电。电刺激频率为 12 次/min，PPB 呼吸机压力 $0~10cmH_2O$，呼吸频率 15 次/min。在自主呼吸(SR)及 EDP 过程中均经气管插管供氧，流量为 3L/min。

（4）分别于 SR，EDP 及 IPPB 15min 后测定 CO、AP、PAP、血气与心率（HR）；在 SR 及 EDP 15min 后测定潮气量（tidal volume，TV）。然后经静脉再以 30mg/kg 量给予 3% 戊巴比妥钠，直至呼吸停止。1 例因未见到 EDP 的作用死亡，其余 10 只狗再分别给予 EDP、IPPB 及单纯吸氧 15min，并分别于结束前测定上述各项指标。

（5）完成上述整个观察过程的 10 条狗，再继续给予 EDP 2h，并观察各项指标。我们还对另 1 只狗在呼吸抑制后单纯以 EDP 3h，并观察其心脏与呼吸情况。

（6）另有 4 只狗于呼吸抑制后，不作辅助呼吸，观察它们的心脏与呼吸情况。

2. 实验结果

（1）EDP 对狗的 TV 和血气的影响（表 4-4）。11 只狗实验中，正常麻醉下 EDP 比 SR 明显增加 TV（$P<0.05$），平均增加近 1 倍。自主呼吸被抑制后，EDP 可使狗的 TV 达到正常人自主呼吸水平以上。

表 4-4 **11 只狗 EDP 治疗时潮气量和血气的变化（$\bar{x}+SD$）**

	TV（mL）		PaO$_2$ kPa（mmHg）		PaCO$_2$ kPa（mmHg）	
	正常麻醉	呼吸抑制	正常麻醉	呼吸抑制	正常麻醉	呼吸抑制
SR	116±40	0	27.1±8.7 (203.5±65.3)	20.8±7.8 (156.0±58.3)	4.7±1.0 (34.9±7.5)	14.5±3.9 (108.7±29.2)
EDP	210±106$^\triangle$	125±50$^\triangle$	26.6±8.5* (199.4±63.8)	27.5±11.2$^{\triangle*}$ (206.5±84.1)	4.4±1.5* (33.1±9.7)	6.4±1.4$^{\triangle*}$ (48.3±10.4)
IPPB			33.6±9.1° (252.2±68.1)	36.2±9.6° (271.6±72.3)	3.3±1.5° (25.0±10.9)	4.3±1.6° (32.5±12.0)

注：$^\triangle$ 为 EDP 与 SR 比较 $P<0.05$；

* 为 EDP 与 IPPB 比较 $P<0.05$；

° 为 IPPB 与 SR 比较 $P<0.05$。

　　并可使动脉血氧分压(PaO_2)提高，动脉血二氧化碳分压($PaCO_2$)降低($P<0.05$)。不过在经导管以 3L/min 给氧同时应用 EDP 与在正压为 10cmH$_2$O 时给予正压通气的条件下，EDP 时 PaO_2 与 $PaCO_2$ 的改善尚不及 IPPB($P<0.05$)。

　　(2)EDP 治疗对狗的血流动力学的影响(表 4-5)。

表 4-5　　　　　　　11 只狗 EDP 时血流动力学变化($\bar{x}+SD$)

	CO 1/mmin		AP kPa(mmHg)		PAP kPa(mmHg)		HR 次/min	
	正常麻醉	呼吸抑制	正常麻醉	呼吸抑制	正常麻醉	呼吸抑制	正常麻醉	呼吸抑制
SR	2.05±0.85	1.83±0.58	18.1±3.5 (136±26)	12.3±2.8 (92±21)	2.1±0.7 (15.9±5.5)	2.2±0.8 (16.5±6.3)	179±39	127±31
EDP	2.66±0.94$^{\Delta*}$	2.26±0.69$^{\Delta*}$	18.0±3.5* (135±26)	14.3±3.7$^{\Delta}$ (107±28)	1.9±0.9 (14.5±6.6)	1.9±0.5 (14.3±3.8)	181±36	149±33$^{\Delta}$
IPPB	1.74±0.69°	1.76±0.65	16.9±3.3° (127±25)	13.9±3.9° (104±29)	2.4±0.5° (18.3±3.7)	2.1±0.5 (15.8±3.7)	175±40	149±33°

　　注：$^{\Delta}$为 EDP 与 SR 比较　$P<0.05$；

　　　　*为 EDP 与 IPPB 比较　$P<0.05$；

　　　　°为 IPPB 与 SR 比较　$P<0.05$。

　　结果表明，应用 EDP 时，无论有无自主呼吸，EDP 均较 SR 与 IPPB 明显增加 CO($P<0.05$)。在正常麻醉下，EDP 对 AP 无明显影响，但 IPPB 却使 AP 降低。在自主呼吸被抑制后，EDP 与 IPPB 均可使 AP 升高($P<0.05$)，两者之间无明显差别。EDP 对 PAP 无明显影响，对正常麻醉下的心率也无明显影响。在抑制呼吸时，EDP 与 IPPB 均可提高心率。另外 EDP 时也未见有任何心律失常出现。

　　(3)在上述 11 只狗中，只有 1 只在呼吸被抑制后应用 EDP 未见膈肌收缩反应而死亡，其余 10 只在完成整个观察指标后继续 EDP 维持呼吸，均为 4~8 次/min 的自主呼吸。另 1 只狗在自主呼吸被抑制后单纯连续 EDP 3h，亦恢复了自主呼吸。而对照组 4 只狗呼吸抑制后不作 EDP, 分别于注药后 3、5、12、46min 心跳停止。

3. 本实验结果提出评论

(1)有关 EDP 实验性呼吸衰竭治疗的作用。

我们在临床研究中已证明 EDP 可提高健康人和 COPD 患者的潮气量达 40%甚至 50%以上, 并可提高 PaO_2 和降低 PaCO。EDP 时上述结果的变化是由于膈肌活动幅度增加而实现的。本实验结果表明, 用 EDP 治疗时狗的 TV 在正常麻醉下可增加近 1 倍, 在自主呼吸抑制后, TV 仍可达到原有水平, 而且可使由于呼吸停止后引起的高碳酸血症明显下降, 使 PaO_2 升高。另外应用 EDP 作辅助呼吸可使狗的自主呼吸恢复, 而对照组则死亡。表明 EDP 对实验性急性呼吸衰竭有效, 在正常麻醉下可作辅助呼吸。本实验对狗的 TV、PaO_2、$PaCO_2$ 的作用与国外 IDP 的动物实验结果相一致。此外, 我们还在实验中发现, 用 EDP 体外刺激颈膈神经, 与开胸后将治疗电极直接刺激膈神经, 均可见到强度相似的膈肌收缩。表明 EDP 可以替代 IDP 的作用。

(2)体外膈肌起搏对血流动力学影响的意义。

本实验 EDP 时狗的心输出量(CO)增加, IPPB 时 CO 降低。Sarnoff 在 IDP 狗实验中 CO 较正压呼吸的作用更为明显。并认为 IDP 与正压呼吸对 CO 的影响可能与膈肌起搏(DP)可使胸腔内压减低, 回心血量增加, 而正压呼吸的作用正好相反有关。有报道在中枢性低通气患者中应用 IDP 时, 发现可降低肺动脉压(PAP)作用, 但在我们的实验中, EDP 时 PAP 虽有所下降, 但尚无统计学意义, 可能与无肺动脉高压形成有关。体外膈肌起搏上述结果表明, EDP 在辅助呼吸过程中对心脏的血流动力学影响是有益的, 因此, 对伴有心肺功能不全的患者显然会有好处。

◎ 参考文献

[1]张德平, 容中生, 谢秉煦, 等. 体外膈肌起搏对狗心肺功能影响[J]. 中山医科大学学报, 1990, 11(1): 71-74.

［2］谢秉煦，等．体外膈肌起搏对慢性阻塞性肺病膈肌功能康复的研究［J］．中华结核和呼吸杂志，1988，11（3）：156.

［3］Glenn WWL, et al. Diaphragm Pacing by Radiofrequency Transmission in treatment of Chronic Ventilation Insufficiency［J］. J Thorac Cadiovase Surg 1973, 66(4): 505.

［4］Wanner A, et al. Transvenous Phrenic Nerve Stimulation in Anesthetized Dogs［J］. J Appl physol, 1973, 34(4): 489.

4.5　体外膈肌起搏对支气管哮喘治疗的评价

最近全球估计，超过 3 亿人口患哮喘。在美国大约 7% 的人群患哮喘。20 世纪 70~80 年代，在美国因急诊和住院逐渐增加，死亡率迅速增加，并持久流行。但近有资料表明，其情况有所改善。哮喘发作和住院较少，死亡率降低。可能解释的趋向因素是，过去30~35 年，更普遍使用吸入皮质类固醇预防哮喘发作和推介新的高效药物和改进了哮喘治疗的供试药物是有益的。

1987 年中山医科大学附属第一医院膈肌起搏门诊治疗的患者中，有些是哮喘所致的肺气肿患者。他们在接受 EDP 治疗的过程中，控制哮喘发作和缓解哮喘症状奏效。每日 1~2 次，每次30min。喘息症状明显缓解或消失，减少皮质激素和平喘药量乃至完全停用。林红伍等报告用 EDP 治疗哮喘时，将无关电极（阳极）由胸大肌皮肤改置于第三胸椎脊突两侧 5~8cm 的肺俞穴位处，认为对哮喘治疗效果更好。

林蒲生等报告 63 例哮喘采用 EDP 治疗，他们将无关电极（阳极）放置于肺俞穴左右两侧，电刺激重复频率 40Hz，起搏次数 9~12 次/min，每次 30min。EDP 治疗 30min 后呼吸困难症状减轻或消失。奏效快者 EDP 后 10min 听诊哮鸣音消失者达 47.3%，哮鸣音明显减少者达 52.7%。认为 EDP 治疗哮喘效果迅速。

赵民利等报告 7 例哮喘，其中 4 例为哮喘持续状态，在仅用抗感染情况下，应用 EDP 治疗，每次 30~60min，观察哮喘症状改善时间为 6.63±0.16h，哮喘消失时间为 24.6±17.23h，而对照组 7 例患者，接受抗感染、茶碱类 B 受体兴奋剂等综合治疗，哮喘症状改善时间为 $23.23 \pm 9.7h$，哮喘消失时间为 $68.9 \pm 22.16h$。通过 EDP 能改善膈肌疲劳，增加通气量，从而消除呼吸困难，缓解哮喘症状。任波报告 20 例哮喘缓解期患者，应用 EDP 治疗，10d 为 1 个疗程，经 2 个疗程治疗后，患者的 MVV 由治疗的 34.57L/min 增至 39.42L/min（$P<0.01$）。膈肌活动度幅度变化为 34.7mm 至治疗后的 53.2mm（$P<0.05$），PaO_2 由治疗前的 8.4kPa 增至治疗后的 9.4kPa；$PaCO_2$ 由治疗前的 5.64kPa 降至 5.36kPa（$P<0.05$）。

任波等使用 EDP 治疗 20 例支气管哮喘患者，频率 40Hz，电刺激膈肌起搏 9 次/min，10d 为 1 疗程，EDP 2 个疗程后，复查肺功能 MVV，由治疗前的 34.57L/min 增加至治疗后的 39.42L/min（$P<0.05$）；膈肌活动度由治疗前的 37.4mm 增加至治疗后的 53.2mm（$P<0.05$），PaO_2 由治疗前的 8.49kPa 增加至治疗后的 9.48kPa（$P<0.05$），$PaCO_2$ 由治疗前的 5.64kPa 降低至治疗后的 5.36kPa（$P<0.05$）。

作者认为，哮喘患者由于发作频繁，气道平滑肌常处于痉挛状态，支气管黏膜充血与水肿，导致气道狭窄，吸气时支气管管腔扩大，气体尚能进入肺泡；在呼气时管腔缩小，气体则不易排出，积滞于肺泡内，导致残气量增加而形成肺气肿。通过功能性电刺激膈神经，增加膈肌收缩力，从而增加其通气量。本文 EDP 康复治疗所产生的作用，充分证明了这一观点。

至于 EDP 治疗哮喘有效的机理还未明，有可能电刺激膈神经对膈肌的抗疲劳作用，使易于疲劳的白肌转为抗疲劳的红肌；其次有可能因刺激膈神经的神经体液途径对支气管平肌产生作用。

4.6 体外膈肌起搏治疗顽固性呃逆

呃逆是一侧或双侧肺膈肌不自主的、无规律的阵发性痉挛，伴有吸气期声门突然关闭的症状。所谓顽固性呃逆是经过一段药物或物理治疗而无效者。在美国处理顽固性呃逆引起呼吸功能不全的患者，多采用植入式体内膈肌起搏器方法来控制。虽然疗效确实，但有创伤，费用很高，难以普遍推广应用。笔者自 1987 年研制发明 EDP 开始，认为 EDP 治疗顽固性呃逆是可行的。其理由是 IDP 与 EDP 两者的治疗原理相同。笔者在医院膈肌起搏门诊，曾治疗 40 例顽固性呃逆患者。呃逆病程 1 个月至 8 年(平均 2.8 年)。治疗方法为：每日 1~2 次，每次 30min，电刺激强度为 35~75V，频率 9 次/min。结果：37 例经 EDP 治疗后，呃逆症状控制或基本控制(95.2%)，无效 3 例(7.5%)。通常 3~5 次有效，大多数在 EDP 治疗 10 次以后呃逆控制。

陈桂娟报道 1 例 27 岁男性患者，因顽固性呃逆持续 2d 入院，频发呃逆 40 次/min，口唇发绀，血气分析：pH 7.39，PaO_2 7.7kPa，$PaCO_2$ 7.26kPa，诊断为 II 型呼吸衰竭。采用 EDP 治疗，每日 2 次，每次 2h，强刺激(75V)。治疗 1d 后，呃逆明显减少，EDP 治疗 3 日后，呃逆消失。pH 7.39，PaO_2 10.64kPa，$PaCO_2$ 5.52kPa。治愈出院。

黄波兰应用 EDP 治疗组 38 例顽固性呃逆，其中 34 例均患严重原发疾病、4 例不明原因顽固性呃逆。EDP 电刺激频率为 12~18 次/min，每次 30min。作者选 28 例病情相似的呃逆患者仅用利他林注射治疗作为对照组。疗效判定标准：治疗后呃逆症状完全消失无复发者为显效；治疗后症状缓解，2~4h 再复发，重复治疗仍有效者为有效。结果：EDP 组 38 例患者中显效 22 例(57.9%)、有效 11 例(28.9%)、无效 5 例(13.1%)。对照组 26 例患者中，显效 8 例(30.8%)、有效 9 例(34.6%)、无效 6 例(4.6%)，EDP 治疗与对照组比较有显著差异($P<0.05$)。

陈仁栋等报道 50 例顽固性呃逆患者采用 EDP 治疗，其疗效判定：EDP 1~2 次呃逆消失，出院后无复发为显效，EDP 治疗后呃逆症状减轻或重复应用有效的为有效，EDP 治疗 3 次以上呃逆不减轻为无效。结果显示，显效 40 例(80%)，有效 7 例(14%)，无效 3 例(6%)。

吴长生等报告 30 例顽固性呃逆患者经 EDP 治疗，每日 1~2 次，每次 30min，3~5d。EDP 1 次治愈 4 例，治疗 2 次治愈 6 例，治疗 3 次治愈 10 例，治疗 4 次治愈 4 例，治疗 5 次治愈 5 例。

任康美报告 40 例顽固性呃逆患者，采用 EDP 治疗，每次 30min，10d 为 1 个疗程。EDP 治疗 1 个疗程治愈 34 例，其中 5 次治愈 17 例，2 个疗程治愈 2 例，无效 4 例。

刘喜样等报告应用 EDP 治疗顽固性呃逆 15 例，每次 30min，每天 1~2 次，EDP 2~10 次治愈 13 例，呃逆症状好转 2 例。

笔者经过 20 多年的文献观察，发现 EDP 对各种原因引起的顽固性呃逆的治疗均有确实的疗效，而且操作简便，奏效快。EDP 治疗呃逆基本机理可能是通过电刺激器发射的脉冲，通过体表电极让膈神经传递，使膈肌有规律地收缩，反馈性抑制膈神经异常痉挛性收缩作用，从而控制呃逆的产生。

4.7　体外膈肌起搏在儿科的临床应用

EDP 治疗小儿肺炎呼吸衰竭近年已有报告，王柏岩对 49 例，年龄 38 天至 4 岁的小儿重症肺炎并发呼吸衰竭 33 例，肺炎合并心衰 49 例。患儿采用 HDP 治疗。每次 30min，每天 1 次。选择 15 例患儿在 X 线透视下观察膈肌起搏情况：3 个月内小儿膈肌移动幅度为 0.5~0.8cm、3~6 个月小儿为 0.8~1.0cm、6 个月以上小儿为 1~2cm，EDP 15min 膈肌移动度达到高峰。20 例在 EDP 治疗前和治疗后作血气分析检测。结果：EDP 治疗后，患儿的 PaO_2 由治疗前的 61.57 ± 12.19mmHg 上升至 84.56 ± 4.33mmHg（$P < 0.01$）；$PaCO_2$ 由治疗前的 64.07 ± 4.15mmHg 下降至 40.5 ± 4.45mmHg（$P < 0.01$）。患儿的呼衰、心衰和憋气的纠正与对照组比较，住院天数也明显缩短（$P < 0.05$）。作者认为小儿重症肺炎、喘息型肺炎、迁延性肺炎、支气管哮喘等呼吸系统疾病亦可试用。小儿应用 EDP 应注意事项：EDP 宜使用弱刺激，治疗时间不宜过长，密切床边监察。

赵青报告 80 例新生儿窒息，应用 HDP 抢救足月婴儿 59 例、早产儿 21 例。治疗方法：HFJV 氧驱动压为 9.8kPa/cm^2 至 19.6kPa/cm^2，氧流量为 6~8L/min，通气频率为 122 次/min。本组 HDP 治愈 70 例，死亡 10 例，发绀 6h 消失为 18 例，12h 消失者 42 例，肺罗音 6h 消失者 7 例，12h 消失为 35 例。作者认为，HFJV

可迅速纠正新生儿的低氧血症，及早应用可降低其死亡率。

4.8 体外膈肌起搏与咳嗽排痰作用

咳嗽是由于咽喉和气管纤毛运动而产生的保护性反射症状。而咳嗽排痰对支气管或肺部感染的患者显然有利。侯秀兰首先报道应用体外膈肌起搏器治疗支气管和肺部感染 101 例患者，其中住院 96 例、门诊 5 例。患者神志清醒，有咳嗽反射。作者用 EDP 强电刺激诱发患者咳嗽排痰的反应，以观察其疗效。方法：EDP 脉冲频率 40Hz，起搏 12 次/min，30min，每日上午、下午各 1 次。7~10d 为 1 个疗程。

表 4-6 观察痰量指标

量	24h 痰量	或夜间及清晨咳痰
少量(+)	10~50mL	5~25mL
中量(++)	51~100mL	25~50mL
多量(+++)	100mL 以上	>50mL

结果：EDP 后，排痰增多 35 例(34.65%)。咳痰量多(+++) 51 例(50.5%)，咳痰中量(++) 15 例(14.85%)，咳痰量少(+) 35 例(34.65)。认为 EDP 排痰疗效显著，方法简易，无副作用，是一种可靠的促进排痰方法。

张爱兰报告 50 例肺部感染患者，分随机组 25 例，只按常规治疗药物治疗；EDP 组 25 例，常规治疗加 EDP。EDP 以强刺激到患者能耐受为限度，手控 EDP，吸气末起搏，3~5 次/min。疗效评定：①退热时间：对照组 4.56±1.76d，EDP 组 3.48±1.05d(P<0.01)。②痰鸣消失时间：对照组 12.26±5.20d，EDP 治疗组 9.60±2.71d(P=0.031)。作者认为，EDP 促进排痰的机理，提出有可能是由于猛然急骤增加的吸气量反射性的诱发吸气突然终止屏气，继发膈肌的突然放松而致。试验表明，每 5 次呼吸周期给 1 次起搏

强刺激，还可以耐受，但对意识障碍患者，EDP完全可作为首选的辅助排痰的方法。这种通过刺激膈神经反射性诱发咳嗽反应，达到促进排痰的方法，应予肯定。

笔者在2010—2012年间，曾应邀回中国讲学，介绍有关体外膈肌起搏应用以及演示EDP操作。例如，在浙江省人民医院康复科，曾为高位截瘫应用机械通气辅助呼吸的患者，在采用EDP治疗过程中亦发现，接受EDP患者咳嗽和排痰增多。嗣后，该医院康复科还应用EDP治疗一些合并肺部感染患者，认为促进咳嗽排痰EDP有较好作用。我在重庆市中医院也曾为一位重症肌无力呼吸衰竭接受机械通气的患者，在试用EDP过程中也出现咳嗽排痰增多的反应。笔者回顾以往应用HDP(EDP和HFJV)抢救肺心病并发肺性脑病患者时，经强刺激膈肌起搏使昏睡患者苏醒时，常出现咳嗽排痰增加的反应，对伴有气道阻塞的严重患者来说，确实有益。

◎ **参考文献**

[1]侯秀兰.体外膈肌起搏器治疗促进排痰的临床研究[J].医师进修杂志，1995，18(11)：28-29.

[2]张爱兰.膈肌起搏排痰在肺部感染时的应用[J]. Journal Medical Forum，2004，25(2)：14-15.

4.9　正压机械通气与膈肌起搏联合通气对呼吸衰竭患者呼吸力学的影响研究

1. 研究背景

常规正压机械通气(CMV)在现代呼吸衰竭(呼衰)的治疗中占据重要的地位。但由于其反生理作用，在应用过程中存在不少的弊端，如气压伤、肺生物学损伤等副作用在临床常见，严重者可导致病情加重乃至死亡。而膈肌起搏被认为是一种符合生理的通气方式，应用于脊髓损伤呼吸功能不全患者有较好疗效。目前世界上膈肌起搏方式仍以体内植入电极体内的膈肌起搏器，应用于高位颈脊髓麻痹呼吸功能不全、小儿先天性中枢性低通气等疾病。另一种是体外膈肌起搏器（EDP），主要仍然限于中国推广应用，认为是一种无创伤性的安全有效的通气方法。

2010年4月间，笔者应邀访问江苏盐城市第一人民医院。该医院急救科 ICU 室主任、邓义军博士（原中山医科大学博士研究生）热情接待了本人。他对 EDP 应用于 ICU 呼吸衰竭有兴趣做研究，而且在江苏省还中标一项自然科学基金的资助，购置一台 EDP 用作研究。作为 EDP 发明者和中山医校友、老师的关系，详细参观该院的 ICU 室，设备和规模也很先进。笔者为一位长期用 CMV 辅助通气的高位脊髓瘫痪患者演示如何使用 EDP 操作过程，并对其研究项目提供一些意见（图 4-8）。

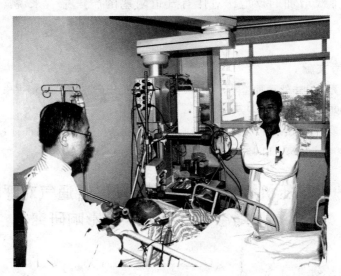

图 4-8 盐城市一医院 ICU 主任邓义军博士（右）与谢教授
研究高位截瘫患者 EDP 治疗（2010 年 4 月 14 日）

2. 研究方法与结果

采用自身前后对照研究方法，以 20 例中枢性呼吸衰竭患者先使用 CMV 通气 30min 作为对照组，后改用 CMV 与 EDP 联合通气 30min 作为试验治疗组，观察两种通气方式下患者的呼吸力学变化。结果表明：与对照组比较，试验组平均气道压（Paw, cm H_2O, 1cm H_2O=0.098kPa）、平台压（$Pplat$, cm H_2O）、明显降低（Paw, 6.1±1.3：7.3±1.8；$Pplat$：10.4±2.5：12.1±2.6，均为 $P<0.05$），峰食道压力（$PpEAK ES$, cmH_2O）、峰食道压力与基准食道压力差（$dP Es$, cmH_2O）负值明显增加（$PpEAK Es$：-8.3±1.9：-3.2±1.4；$dPES$：-11.2±2.6：-8.2±2.2 均 $P<0.05$），吸气末屏气期间的跨肺压（$Ptp plat$, cmH_2O）、呼吸系统静态顺应性（Cst, mL/cm H_2O）明显增加（$Ptp plat$：23.6±3.8：15.6±3.1；Cst：52.7±8.2：48.3±7.2，均为 $P<0.05$），气道阻力（Raw, cmH_2O. L-1, s-1）、肺部阻力（RL, cmH_2O. L-1. s-1）无明显改变（Raw：2.1±0.5：2.3±0.4；RL：2.9±0.6：3.1±0.5，均 $P>0.05$），患者呼吸功（$WOBp$, J/L）明显增加、机械呼吸功（$WOBv$, J/L）明显降低（$WOBp$：0.18±0.3：0；$WOBv2$：31±0.07：0.53±0.11，均 $P<0.05$）。本组研究证明：正压机械通气与膈肌起搏联合通气进行呼吸支持可明显降低患者气道压力，增加胸腔内负压值和跨肺压，提高肺肺顺应性，并能降低机械做功，但对气道阻力无明显影响。此外，两组血流动力学（HR、MAP）、动脉血气分析（PaO_2、$PaCO_2$、PaO_2/FiO_2）比较差异均无统计学意义（$P>0.05$）。

正压通气虽具有良好的通气效果，但毕竟不属于生理性通气，与人体正常生理呼吸机制相违背，可导致如胸腔压力增加、影响血液回流、增加肺循环和体循环血管阻力，从而导致心脏做功增加，射血分数降低，心排出量减少和血压下降等副作用。机械通气所致的相关性肺损伤在 CMV 过程中也存在许多不利因素。CMV 与 EDP 联合应用的实验研究可表明，EDP 的无创性符合生理性通气可以降低 CMV 的副作用，它对长期使用 CMV 维持患者通气来说，无疑起着很好的辅助和补充作用。

此外，体外膈肌起搏对机械通气肺心肺病患者血流动力学和血气的影响，有人曾作过研究。

由于 EDP 具有无创伤性、患者易接受的特点，已被较广泛用于 COPD 的康复治疗。为探讨 EDP 对心肺功的影响及其临床应用价值，白春学等于 1991 年报道 9 例肺心病严重失代偿期呼吸衰竭而接受机械通气(MV)治疗患者。研究方法：在 MV 通气治疗 3～7d，病情稳定能停机 1h 后，禁用支气管扩张剂和心脏药物 24h，检测肺动脉压(PAP)、右房压(RAP)、肺动脉楔压(PVWP)、心输出量，并采收混合静脉血。以上检测结束后，进行 EDP 试验，采用中强度电刺激，每隔 1～2 个呼吸周期刺激 1 次，30min 后，重复上述测定。结果显示：与自主呼吸比较，EDP 治疗后 PCWP 明显降低($P<0.05$)，心率明显增加($P<0.05$)，而肺动脉压、心输出量、动脉和混合静脉血气无明显改变。作者的结论认为 EDP 不能有效地改善肺心病伴严重呼吸衰竭患者的血流动力学动脉、混合静脉血气，提请同道注意。

经过 20 多年 EDP 广泛应用的实践表明，机械通气联合体外膈肌起搏通气已经收到相互补充，取长补短之作用。邓义军上述研究也证明，CMV 与 EDP 联合通气对呼吸衰竭治疗是有帮助的。

4.10　体外膈肌起搏与高频喷射通气联合治疗肺心病 II 型呼吸衰竭

万里等新近(2012 年)报告膈肌起搏(EDP)联合高频喷射通气机(HFJV)治疗 18 例肺心病并发 II 型呼吸衰竭患者。作者随机分为观察组 18 例，其中 5 例为肺性脑病患者；对照组 10 例。观察组采用 EDP 和 HFJV 联合治疗，方法为 EDP 频率 12 次/min，连续治疗 30min，再用 HFJV 治疗，通气频率 32 次/min，氧驱动压 0.8～1.0kg/cm^2。对照组仅采用 HFJV 治疗，通气频率 100 次/min，氧驱动压 1～1.5kg/cm^2，连续 60min，2 组于治疗前后检测血气分析。

结果显示：观察组 PaO_2 明显升高由治疗前的 6.41±0.27kPa 至治疗后的 8.17±0.41kPa($P<0.01$)，$PaCO_2$ 明显下降由治疗前的 9.37±0.43kPa 至治疗后的 7.36±0.34kPa($P<0.01$)，差异均有明显的统计学意义。对照组治疗后 PaO_2 由治疗前的 6.38±0.26 升

至治疗后的 9.23 ± 0.28 kPa（$P<0.01$），$PaCO_2$ 由治疗前的 9.27 ± 0.43 kPa 升至治疗后的 12.07 ± 0.56 kPa（$P<0.01$），差异均有统计学意义。2 组治疗后 PaO_2 和 $PaCO_2$ 水平比较差异均有统计学意义（$P<0.01$）。观察组 5 例肺性脑病中，3 例神志清醒，2 例精神症状减轻。而对照组仅 3 例症状减轻，3 例肺性脑病，症状无减轻。研究表明，EDP 与 HFJV 联合治疗肺心病呼吸衰竭患者除提高 PaO_2 水平的同时还可降低 $PaCO_2$ 水平，而仅用 HFJV 治疗肺心病 II 型呼吸衰竭患者，虽然可提高 PaO_2 水平，但 $PaCO_2$ 也随之升高。其结论是，膈肌起搏联合高频喷射通气机治疗肺心病 II 型呼吸衰竭效果显著，优于单独 HFJV 治疗，值得推广。

4.11 体外膈肌起搏对肺心病心功能改变的研究

肺心病患者在发生呼吸衰竭时，常伴有右心衰竭的表现，其原因是由于缺氧和高碳酸血症造成肺动脉高压，心肌收缩力受到抑制，心搏出量锐减所致。而 EDP 治疗肺心病心力衰竭时，由于膈肌活动幅度增加，通气功能改善，促进 CO_2 排出，改善缺氧，使肺动脉高压下降；EDP 时，患者胸腔内负压增加，心排出量增多，降低了心脏后负荷压力，从而改善肺心病患者的右心功能。朱光复等用心导纳图对 15 例肺心病患者 EDP 治疗观察，他们发现每搏量（SV）、心输出量（CO）、射血分数（EP）、左室收缩时间指数（LVETI）、平均肺动脉压（PAP）、总外周阻力（TPR）等心功能参数有明显改善。他们认为 EDP 在改善肺心病患者的肺通气功能同时，可增加心肌收缩力，降低平均肺动脉压，心排出量增加，因此 EDP 能够改善肺心病患者左心和右心功能。

严士荣报告，5 例肺心病心衰住院患者，经 EDP 治疗 5~10 次，每次 30~60min 之后，复查心电图 P 波电压从治疗前的 0.3 ± 0.07 mv 降至 0.22 ± 0.02 mv（$P<0.05$），而对照组 P 波电压从治疗前的 0.28 ± 0.05 mv 降至 0.26 ± 0.03 mv（$P>0.05$），提示 EDP 治疗肺心病可使肺动脉压降低，从而减轻右心负荷改善右心功能，起到控制心衰的作用。

　　吕邦元等观察 35 例肺心病急性发作期后，进行 EDP 治疗 30
次，每日 1 次，每次 30min。通过肺阻抗血流图指标检测，发现该
组肺心病患者在其通气功能改善的同时，肺血流图波幅（HS）、
PAP 两项指标均有改善，表明 EDP 治疗可使肺心病患者肺血流量
多，肺动脉高压得到缓解。

◎ 参考文献

[1]谢秉煦．我国体外膈肌起搏研究现状[J]．现代诊断与治疗，1990，1（3）：
　　227-232．

[2]黄波兰．体外膈肌起搏器治疗顽固性呃逆的临床观察[J]．实用护理杂志
　　1999，15（11）：32．

[3]邓义军，嵇友林，陈兰平，等．正压机械通气与膈肌起搏联合通气对呼吸
　　衰竭患者呼吸力学的影响[J]．中国危重病急救医学，2011，23（4）：
　　213-215．

[4]王柏岩，陈彦平，孙艳，等．体外膈肌起搏器治疗小儿重症肺炎 49 例疗
　　效分析[J]．临床儿科杂志，1995，18（6）：423．

[5]万里，李彩云，孙万军．膈肌起搏联合高频通气治疗慢性肺源性心脏病Ⅱ
　　型呼吸衰竭临床观察[J]．临床合理用药杂志，2012，5（5A）：115．

4.12　体外膈肌起搏对尘肺通气功能的疗效观察

　　尘肺是长期吸入大量有害粉尘（主要是矿物粉尘）所致组织纤
维化的一类疾病的统称。当有害粉尘吸入后，引起肺组织广泛的破
坏，使尘肺患者出现轻重不一的肺功能损害，涉及通气、弥散、动
脉血气等变化。其中以通气功能损害最多见。有关 EDP 对 COPD
治疗的研究报道已有许多报道，而对尘肺等危害极大的疾病，应用
EDP 康复治疗的研究，闻军等首次作了较为详细报告。他们对 22
例尘肺（矽肺Ⅰ期 9 例、Ⅱ期 6 例、Ⅲ期 6 例，石棉肺 1 例），肺
通气功能障碍 10 人，阻塞性合并限制性通气功能障碍 12 人。22
例患者均有登楼或平路快步气促表现。

　　EDP 治疗方法：每日 1 次，每次 30min，10d 为 1 个疗程，连
续 2 个疗程。EDP 治疗前与治疗后检测肺功能和动脉血气分析。

结果：①EDP 治疗前后肺功能，R_f 有增加，但无统计学意义（$P>0.05$），VT 从 0.66L 增至 0.718L（$P<0.01$）、VE 从 11.01L 增至 13.28L（$P<0.01$）、VC 从 2.40L 增至 2.63L（$P<0.01$）、FEV_1 从 1.38L 增至 1.54L（$P<0.05$）、MVV 从 52.02L 增至 55.39L（$P<0.05$）、VC%增加了 8%（$P<0.01$），FEV_1%增加近 12%（$P<0.05$）、MVV%增加 3%（$P<0.05$）；②膈肌活动度：平静呼吸显示治疗前病无明显差异（$P>0.05$），深呼吸治疗后较治疗前有明显提高，从 0.964±1.308cm 至 5.962±0.923cm（左膈肌）（$P<0.01$），右膈肌从治疗前 4.92±1.382cm 至治疗后 5.962±1.145cm（$P<0.01$）。③血气在 EDP 治疗前后均无统计学意义。

资料表明，22 例尘肺患者经过 EDP 两个疗程治疗后，VT、VE、VC、FEV_1、MVV 均有改善，其中以 VT、VE、VC 改善最明显，VT 及 VE 的提高进一步可使肺泡通气量（VA）提高，从而提高氧摄入和 CO_2 的排出，在尘肺患者并发Ⅱ型呼吸衰竭时的高碳酸血症有重要意义。本组患者 VC%的均数在治疗前是正常值以下（正常值为 80%以上）。EDP 治疗和已趋于正常，提示肺容量已明显提高，而 FEV_1%治疗前均数为 46.63 %，提示治疗患者大多数有中度阻塞性通气功能障碍，治疗后达 58.4 %提高了 12 %，从数值分析，已接近轻度阻塞的界限。MVV%也同样因治疗前中度阻塞性障碍到治疗后变为轻度障碍，提示 EDP 治疗后患者通气功能明显改善。

作者最后认为：EDP 2 个疗程的 22 例尘肺患者治疗后，通气功能明显改善，治疗方法简单，容易掌握，安全无创伤性，在职业性肺部疾病的呼吸康复中值得推广应用。

易星等报告 59 例Ⅰ型、Ⅲ型矽肺采用 EDP 治疗 2 个疗程（20d），SaO_2%较治疗前升高，$PaCO_2$ 显著下降，有效率达 96.7%。

◎ **参考文献**

闻军，陈达民，周泽深，等. 体外膈肌起搏对改善尘肺患者通气功能的观察［J］. 职业卫生与应急救援，1997，17（2）：79-80.

4.13　无创通气与体外膈肌起搏器联合对 COPD 急性加重期的治疗

COPD 急性加重期患者常发生 II 型呼吸衰竭或肺性脑病表现。在过去需要气管切开或气管插管施行机械通气。自无创通气广泛应用以来，对早期轻症患者虽有一定效果，但对 CO_2 潴留的排出仍不理想。

曹进等对 26 例 COPD 急性加重期患者采用无创通气(鼻罩或面罩)与体外膈肌起搏器联合应用治疗，开始 IPAP 为 0.39～0.78kPa，EPAP 为 2～0.29kPa，5～10min 后，根据患者情况逐渐调到适应的参数。IPAP 为(1.37±0.39)kPa，EPAP(0.39±0.2)kPa。体外膈肌起搏(EDP)脉冲频率40Hz，脉宽0.3ms，脉冲幅度40V，包络时间1s，每日1次，连续7d。肺功能测定，治疗前后分别测定第1秒呼出气 FEV_1)、第1秒呼出气量与用力肺活量之比(FEV_1/FVC)、肺活量(VC)、最大通气量(MVV)。

并以常规治疗 24 例 COPD 患者作对照组相比较。结果表明，治疗组检测的肺功能 FEV_1，FEV_1/FVC，VC，MVV L/min 明显增加与对照组相比较有显著的差异($P<0.05$)。认为无创通气与 EDP 联合应用能有效改善气道阻力，增加膈肌的收缩力和耐力，缓解呼吸肌的疲劳，故改善缺氧，降低 COPD 急性加重期患者的插管率，平均住院时间和费用。

4.14　体外膈肌起搏在颈脊髓损伤后呼吸功能障碍的康复研究

近年来，首都医科大学脊椎脊髓康复中心的研究生立题，一直为笔者所关注。因为脊髓损伤在中国患者不少，当出现呼吸功能障碍时，主要靠长期机械通气来维持生命。膈肌起搏治疗甚为罕见。国外推广应用体内膈肌起搏器(IDP)，由于外科手术价格昂贵而未在国内推广。李郭茜于 2012 年 9 月在北京第七届国际康复论坛论文中，发表了她的研究成果。作者选择脊椎脊髓外科收治脊髓损伤呼吸功能障碍患者 31 例。其中 10 例为 A 组(肺活量值低于 120mL 者)，21 例为 B 组(肺活量值大于 120mL 者)。

研究方法：EDP 治疗 3 个疗程，20 天为 1 个疗程，每天 EDP 1 次，每次 30min。患者于每个疗程结束后进行肺功能检测包括：VC%、残气量%(RV)、残总量百分比%(RV/TLC)和血气分析(PaO_2、$PaCO_2$)，组内纵向比较，并在治疗前及每个疗程结束后，分别进行独立样本检验。

结果：(1)A 组患者 VC%在治疗前及治疗 1、2、3 疗程结束后分别为 18.90±3.96、20.30±3.74、20.80±3.74、21.30±1.30，B 组患者 VC%在治疗前及 1、2、3 程结束后，分别为 36.24±4.77、37.04±4.38、39.71±5.80。两组在每个疗程结束后均与治疗前进行组内自身对照，VC%均升高，差异均有统计学意义($P<0.05$)。B 组患者 RV%在治疗前及 1、2、3 疗程结束后分别为 73.05±11.83、72.95±12.06、74.86±11.39、74.71±12.03，在治疗前与第 1 疗程无差异，第 2、3 疗程后的升高，差异有统计学意义($P<0.01$)。RV/TLC 在治疗前及第 1、2、3 疗程结束和分别为 184.29±18.91、183.76±25.59、182.33±12.26，177.67±1.23，第 1、2 疗程结束后与治疗前比较无差异，第 3 疗程后均值比治疗前降低，差异有统计学意义($P<0.05$)。

(2)A 组 PaO_2 值在治疗前及 1、2、3 疗程结束后分别为 78.50±7.76，82.10±3.18，83.90±6.47，84.50±5.02 在第 2、3 疗程间与治疗前比较，差异有统计学意义($P<0.05$)，第一疗程后与治疗前比较无差异。$PaCO_2$ 值在每个疗程后与治疗前比较均无差异。B 组 PaO_2 值在治疗前及第 1、2、3 疗程结束后分别为 85.48±10.03，85.90±7.87，86.90±9.05，90.25±8.92 第 1、2 疗程后与治疗前差异有统计学意义，第 3 疗程后均值比治疗前升高，有统计学意义，$PaCO_2$ 值在每个疗程后与治疗前比较均无差异。

结论：(1)EPNP(EDP)临床疗效与疗程长短无叠加效应。

(2)RV、RV/TLC 和血气分析指标对 EDP 治疗效感性不强，可能与脊髓损伤后植物神经功能紊乱有关。

（3）EPNP（EDP）用于治疗颈脊髓损伤患者呼吸功能障碍是安全有效的。

从本组研究结论可以看出，膈肌起搏无论是体内有创伤性或体外无创性起搏治疗脊髓外伤性瘫痪患者呼吸功能不全，都能起辅助呼吸支持作用。对于长期使用机械通气的卧床者，EDP 还有以下的功能：

（1）机械通气轮替，使气管切开清洗更为方便，可减少气管套管感染的机会。

（2）膈神经兴奋冲动让膈肌收缩锻炼，防止呼吸肌的废用性肌萎缩。

（3）EDP 的咳嗽排痰作用，对肺支气管感染有帮助。

4.15　体外膈肌起搏电刺激脉冲幅度对高原性肺心病疗效研究

EDP 对慢性肺心病的通气功能和膈肌收缩的影响，有人曾作过电刺脉冲幅度不同的研究。杨生岳等对 84 例高原性慢性肺心病缓解期患者采用 EDP 治疗，其方法：①42 例患者 EDP 的脉冲幅度为 60V，每日 1 次，每次 30min，14d 为 1 个疗程；②42 例患者 EDP 脉冲幅度为 100V，每日 2 次，每次 40min，14d 为 1 个疗程。治疗前后各组的通气功能、膈肌功能和血气的比较。结果显示：脉冲幅度 60V 组在 EDP 后最大吸气压、最大呼气压、最大跨膈压、呼吸肌力量指数、第 1 秒呼气量占预计值百分比、用力肺活量、第 1 秒用力呼气量占肺活量百分比、PaO_2 等指标明显高于治疗前（$P<0.01$）；而另 42 例 EDP 脉冲幅度为 100V 患者，在治疗前后以上各项指标相近（$P>0.05$）。$PaCO_2$ EDP 60V 组明显低于 100V 组（5.64±0.73kPa，6.33±0.76kPa，$P<0.01$）。结论：高原性慢性肺心病患者，存在严重的呼吸肌疲劳，采用电刺激膈肌方法，适当地电刺激膈肌神经，脉冲幅度 60V 能加强膈肌运动，改善通气功能，提高 PaO_2，降低 $PaCO_2$，从而有效地改善呼吸功能。EDP 采用

脉冲幅度 100V 的强刺激而且电刺激时间较长 40min 每日 2 次，其效果与 60V 幅度组差（$P<0.01$）。由此可见，不适当的、过强的电刺激膈神经和膈肌，并不能改善患者通气功能和膈肌功能，相反会致使膈肌疲劳。本研究表明，选择合适的电刺激显然是重要的。

4.16 体外膈肌起搏在 COPD 肺康复治疗

在美国，COPD 已成为主要死因疾病，男女性别均等。每年有 800 万 COPD 患者在医生诊所治疗，有 150 万 COPD 患者急诊抢救，72 万患者住院治疗（占全住院患者的 13%）。

1. COPD 的主要表现

COPD 患者运动难受，体能日益降低和呼吸加剧。主要症状为呼吸困难、疲劳、生活品质下降。虽然 COPD 主要影响肺功能，还有肺以外表现，如骨骼肌功能不良，特别是下肢肌肉功能障碍。肺功能康复不能直接改善肺机械性或气体交换，更重要的是改善其机体系统功能，使肺功能不全减少到最小。

2. COPD 肺康复计划

COPD 患者肺康复计划运动训练目标如表 4-7 所示。

表 4-7

	对呼吸困难中枢脱敏感作用
脑中枢	减少焦虑和忧郁
肺	减少流体动力学的过度充气
腿	改善骨骼肌功能
EDP+氧疗	改善肺通气功能和膈肌功能

3. 病理生理和治疗效果

COPD 患者除了肺部症状以外，主要是骨骼肌功能不良，特别是在腿部肌肉行动。腿肌肉组织检查已暴露有明显异常：减低需氧量活动，低分数 1 型纤维(需氧)毛细血管作用减少，炎症细胞出现和增加 apoptosis 。这些缺失趋势降低需氧能量，早期开始，并出现乳酸中毒。肌疲劳表现在工作效率上，而健康人却不易发生。有些患者感觉肌疲劳要比呼吸困难多见。

肺康复不直接地改善肺的机械性或气体交换，但让患者有乐观心情，将肺功能不良的影响减至最小。高-强化康复运动计划，改善肌肉功能，通过促使肌肉生化变化实现。患者无乳酸血症，能容忍较高的工作效率。步行运动可延缓肌疲劳提高运动耐力。患者通气受限制，主要是降低酸酸中毒，让运动水平减少通气要求，其可能性在于降低颈动脉刺激。呼吸困难也是通过减少动力学的过度充气而缓和感觉达到。当运动引起增加通气要求时，无足够时间允许呼气，呼气气流受限。运动训练可降低通气要求，引起在运动水平呼吸缓慢，用较长呼气时间能减少肺过度充气，因而呼吸困难减少。

总之，运动训练目标是，可增加运动的耐受性，减轻呼吸困难和改善生活质量。改善骨骼肌功能。运动训练改善步行肌肉需氧的功能，由于降低动力学的过度充气，呼吸困难得到缓和。运动训练引起呼吸率和呼吸深度增加，从而导致全吸气时间不够充足，出现高呼气气流阻力。运动训练对中枢性呼吸困难起到脱敏作用。

4. 探讨有中国特色的 COPD 肺康复计划

自 1987 年 EDP 问世以来，大量的研究和临床应用证实，EDP 对 COPD 患者呼吸困难改善、运动耐力增加等方面都有较好的疗效。临床资料表明，COPD 患者接受 EDP 后，除自觉症状改善以外，肺功能、膈肌功能指标，膈肌电图均有改善，表现在治疗即时和短期(数周)仍能维持疗效。也就是说，COPD 患者应用 EDP，作为一种新的无创伤的物理治疗方法能使 COPD 患者的通气功能和膈肌功能发生改善要比国外推荐单纯运动训练法更具特色，也可以认为 EDP 是 COPD 患者肺康复的新补充。

笔者推荐配合氧疗的 EDP 和运动训练的肺复计划。在过去的 20 多年中，EDP 对 COPD 康复治疗行之有效，众多文献报告都可以重复。COPD 患者可在医院、门诊、患者家庭中进行。EDP 每日 1 次，30min/次，10d 1 个疗程。有条件的可 EDP 配合吸氧治疗。EDP 治疗后进行步行训练，10m、30m、50m 步行。

◎ 参考文献

[1] Richard Casburiet, et al. Pulmonary Rehabilitation for Chronic Obstructive Pulmonary Disease[J]. The New England Journal of Medicine, March 2009, 26: 1329-2335.

[2] Rochester DF. The diaphragm in COPD N Engl J Med, 1991, 325(13): 96.

[3] 谢秉煦. 我国体外膈肌起搏研究现状[J]. 现代诊断与治疗, 1990, 1(3): 227-232.

[4] 刘刚. 体外膈肌起搏对 COPD 膈肌功能影响的研究[J]. 中华结核和呼吸杂志, 1993, 16(5): 308.

4.17　体外膈肌起搏是处理呼吸机依赖的可行途径

所谓呼吸机依赖(ventilator dependence, VD)是指患者机械通气时间超过 24h 或断开呼吸机不能维持自主呼吸。长时间机械通气(prolonged mechanical ventilation, PMV)是指患者每天机械通气时间不低于 6h 并连续 21 天以上。机械通气理论和技术的不断发展，机械通气临床应用的普及，已经成为治疗各种病因所致的急性和慢性呼吸衰竭患者有效的治疗手段。有报道，有 39% 的患者需要有创伤的机械通气治疗，他们中的 5%～20% 发展成为呼吸机依赖者。在临床上，有 20%～30% 的机械通气患者，存在撤机困难或延迟撤机状况。李立斌等报道他们医院 ICU 36 例行机械通气的 COPD 患者中，22 例出现对呼吸机依赖，发生率为 61%，刘福莉报告 80 例用呼吸机通气患者中 45 例，撤机顺利，27 例撤机困难(33.5%)，8 例因撤机失败死亡。方静报告 85 例 COPD 并发呼吸衰竭用机械通气治疗,其中12例发生呼吸机依赖(14.1%)。由此可见,接受机械通气患者中,出现因呼吸机依赖,而撤机困难患者,其发生率颇高。

如何诊断呼吸机依赖?

(1)应用呼吸机>72h;

(2)脱离呼吸机后,自主呼吸频率>25次/min、心率>120次/min、通气量>10L/min;

(3)吸入氧浓度<40%、PaO_2<60mmHg、pH<7.25。

呼吸机依赖原因:

(1)长期机械通气,处于慢性消耗状态,营养不良,原发病严重;

(2)机械因素,呼吸功增加,呼吸肌肉废用性萎缩、类固醇疾病、上气道梗阻。

(3)心理因素,长期呼吸机维持通气,造成心理上依赖,撤机后出现心理恐慌、害怕、不安全感。

上述诸因素中以呼吸泵衰竭为呼吸机依赖的主要因素,而呼吸机功能下降是呼吸泵衰竭的重要因素。研究表明,患者长期使用呼吸机通气,呼吸肌肉强度和耐力减弱,呼吸肌储备力量下降,机械通气后,死腔通气增加,呼吸做功增加等原因,致使呼吸肌负荷变大。以上因素共同导致呼吸泵衰竭。呼吸肌无力导致呼吸机依赖,而呼吸机依赖进一步加重呼吸肌无力。

目前对呼吸机依赖的对策,有不少报道和探讨。许多是从护理上作心理治疗和康复,或者在撤机时机的选择、调整呼吸机的模式和参数,虽有些奏效,仍无根本突破。

根据笔者研究经验及文献综合资料,提出应用体外膈肌起搏治疗呼吸机依赖患者撤离机械通气困难,可能是一种行之有效的途径。首先,功能性电刺激膈神经诱导膈肌的收缩,无论是动物实验和正常人、COPD患者、颈脊髓损伤呼吸功能障碍长期使用呼吸机患者,EDP都有效果。在适当电刺激下,膈肌活动度增大,通气量改善,血气PaO_2、$PaCO_2$均有改善。EDP治疗的即时疗效和近期效果,在国内解放军总医院(301医院)、广西医科大学附属医院、广州呼吸病研究所和重庆军第三军医大学西南医院等研究论著中已有述及。

此外，EDP对膈肌的红肌(慢肌，抗疲劳肌)和白肌(快肌，易疲劳肌)纤维的转换和消长作用，对长期呼吸机治疗出现的呼吸肌疲劳和肌肉废用性萎缩是有帮助的。

至于如何应用治疗，笔者有以下的方法：①及早应用EDP配合机械通气，让患者适应EDP，对过渡撤离机械通气有利。②EDP治疗每日2次，每次30~60min，中度刺激幅度(75V)，起搏频率9~12次/min。邓义军研究证明，机械通气与膈肌起搏联合通气进行呼吸支持可明显降低呼吸衰竭患者气道压力，增加胸腔内负压值、跨肺压、提高肺顺应性，并降低机械通气做功。显然对治疗呼吸机依赖有益。

◎ 参考文献

[1]谢秉煦. 膈肌起搏研究进展　国内外医学科学进展[M]. 卫生部科学技术司，上海市医学科学情报研究所，1989：168-173.

[2]余秉翔，黄念秋，刘又宁. 体外膈肌起搏与肺气肿康复[J]. 中国康复杂志，1992，7(4)：169-170.

[3]张世叶，钟南山. 体外膈肌起搏器临床适应证探讨[J]. 中华结核和呼吸杂志，1995，18(1)：49.

[4]刘刚，吴莪如，吴善. 体外膈肌起搏对缓解期慢性阻塞性肺疾病患者吸气肌耐力和强度的影响[J]. 中国康复医学杂志，1995，10(5)：220-222.

[5]梁国容，施焕中，莫晓能. 高频通气体外膈肌起搏对慢性阻塞性肺病膈肌功能康复治疗的研究[J]. 陕西医学杂志，1993(4)：222-223.

[6]邓义军，嵇友林，陈兰平. 正压通气与膈肌起搏联合通气对呼吸衰竭患者呼吸力学的影响[J]. 中国危重病急救医学，2011，23(4)：213-215.

4.18　体外膈肌起搏在其他疾病中的应用

1. 体外膈肌起搏治疗面神经麻痹

(1)吴治钦等报告应用EDP治疗73例面神经麻痹，痊愈62

例，好转5例，总有效率为92%。对照组32例，按常规药物治疗，治愈23例，好转5例，总有效率为81%，两组比较有显著差异(P<0.05)。

(2)吕邦元等报告31例面神经炎所致面瘫患者，采用EDP治疗亦取得较好疗效。

EDP治疗方法：治疗电极放于耳前面神经分支处，无关电极放于同侧下颌。每天1次，每次1h，10d1个疗程。对照组31例，除药物治疗外，接受针灸和超短波红外线治疗。结果显示EDP治疗面神经麻痹的治愈率较高而且疗程短。其机理可能与电刺激面神经改善面肌血循环和肌营养有关。

(3)欧阳存等报告11例面神经炎，采用药物加EDP治疗，并与单用药物治疗11例对照，结果发现EDP组明显优于对照组，两者有显著差异(P<0.05)。

(4)陈丽芝等报告103例周围性面神经麻痹采用EDP治疗与常规药物治疗比较具有高疗效，疗程短，无痛苦和不良反应。

(5)马春旺等根据电刺激可兴奋面神经和改善面肌肉血循环及肌营养的原理，应用EDP治疗病程为半个月至6个月的面神经瘫痪13例。EDP每次20~30min，每日1~2次，10日为1个疗程，如未愈者，间隔3日再行第2疗程。结果：第1疗程治愈7例，第2疗程治愈5例，好转1例。作者认为，EDP治疗面神经瘫痪优于按摩和针灸。

2. 体外膈肌起搏抢救急性中毒

安眠药中毒是常见的内科急症，呼吸和循环衰竭为其主要的死因。战玉田抢救2例速可眠中毒所致呼吸停止尚有心跳患者均获成功。应用EDP抢救安眠药中毒所致呼衰，可维持患者有效的肺泡通气，从而解决了呼吸中枢缺氧，而且还可避免气管插管或气管切开和机械通气。以上急救常规措施均需一定的操作时间，往往因操作不当拖延抢救时机，造成不可挽回的后果。而且气管插管时间过长，易压迫声门引起气道损伤，气管切开易引起呼吸道感染。EDP操作简易，迅速奏效，不失为一项急救措施。

林红伍报告 1 例女性 80 岁一氧化碳中毒患者，应用 HFJV 配合 EDP 治疗而获得成功，表明 EDP 有利于高浓度氧进入肺泡，迅速提高 PaO_2，促使病情恢复。

3. 体外膈肌起搏器治疗功能性尿潴留

王兆闽报告应用 EDP 治疗功能性尿潴留 22 例，其中 8 例脑血管意外、结核性脑膜炎 1 例、周期性麻痹 2 例、安眠药中毒 2 例、有机磷农药中毒 5 例、晚期癌症年老体弱 1 例。EDP 四块正负电极放置在肿胀膀胱区腹壁四周。极距 3~4cm。刺激频率 14 次/min，电刺激幅度由弱至强，每次 30~40min，必要时每 3h 再重复 1 次。治疗结果，EDP 治疗 1 次排尿者 18 例，治疗两次排尿 4 例。治疗期间分 2~4 次排空尿液。EDP 起搏治疗时，可观察到腹肌随起搏次数收缩，腹腔和膀胱压力增加，有助于排尿。

4.19　体外膈肌起搏的护理

体外膈肌起搏器应用于临床以来，由于操作简易，无创伤、无副作用，无论是在门诊治疗或在病房配合抢救，主要离不开护士的操作和观察。近 40 多年来，国内先后发表有关 EDP 护理的论文，这是值得加以介绍的。

早在 1990 年，王悦德等报告 40 例肺气肿、肺心病、胸膜炎患者应用 EDP 治疗。EDP 方法：病者取半卧位或卧位，将 EDP 的治疗电极(阴极)分别置于左右两侧胸锁乳突肌外缘下 1/3 处，无关电极(阳极)分别置于两侧胸大肌前皮肤。每次治疗 30min，10 次为 1 个疗程。作 EDP 时吸氧 2~3L/min，治疗前后检测血气分析。结果：肺心病患者接受 EDP 治疗后胸闷、气促、心悸、活动耐力改善，体力增加、食欲睡眠改善，睡眠时间由治疗前的 6±0.1 小时增加为 7±0.3 小时($P<0.05$)。5 例胸膜炎患者经 EDP 治疗后，无 1 例发生胸膜粘连，说明 EDP 对防止胸膜炎粘连有积极作用。血气显示，PaO_2 由治疗前的 7.07±3.07kPa 增加到治疗后的 8.94±3.67kPa($P<0.01$)，$PaCO_2$ 由治疗前的 7.32±4.928kPa 降至治疗后

的 6.151±5.135kPa（$P<0.01$）。

作者总结护理体会如下：

1. 起搏前心理护理

由于肺心病人多为逐年病情加重，患者往往严重缺乏治病信心，对各种治疗产生抵触，对 EDP 这种新疗法更一时难以接受。首先开导患者，说明应用 EDP 的重要性，有效性及注意事项，并说明 EDP 其无创伤性，无副作用等特点。解除患者恐惧和抗拒心理，使患者密切配合治疗。

2. EDP 治疗时护理

EDP 治疗时应用增仪器及操作方法进行。①体位与电极放置：患者可坐位、卧位或半卧位，头略后仰，对颈部较短较肥胖者，一定注意胸锁乳突肌充分暴露，这样才能准确安放电极，并防止极板活动，因为极板活动后刺激膈神经效应明显减弱。尽量减少极板与皮肤之间空隙，这样电讯号刺激时便无刺痛和烧灼感。治疗电极与无关电极之间距离稍远些为好，如较近，治疗时灼痛会较明显。②电刺激强度的选择：如病人可耐受侧越强越好。据在下线荧光屏下观察，刺激强度越大，膈肌活动幅度越大。开机后电刺激可逐渐增加，使膈肌活动度增大。③起搏时皮肤的护理：在 EDP 治疗前用温盐水将电极板和放置电极的皮肤洗净，使电极接触性良好。④肺心病存低氧血症者宜吸氧作 EDP 治疗，并且流量可在 3L/min 左右为宜，因 1 例 68 岁患者以流量 3L/min 吸氧作 EDP 时，PaO_2 由起搏前的 5.97kPa 上升至 10.826kPa，如吸氧流量为 2L/min 时，EDP 时测得 PaO_2 上升甚微。⑤EDP 治疗时患者的配合，EDP 治疗前除详尽耐心讲解外，还应取得患者良好配合，才能收到较好的效果。

3. EDP 治疗后的护理

EDP 治疗后或休息期，让患者作呼吸肌锻炼，增加饮食营养。

4. EDP 导电糊制作

配方：氯化钠 18g、淀粉 20g、石碳酸 1g、蒸馏水 250mL 加热煮成糊状。

高淑敏等报告 30 例肺心病患者应用高频通气膈肌起搏器（HDP）治疗的护理体会。HDP 治疗方法：HFJV 通气频率 100 次/min，氧驱动压力 6~8L/min（相当 $0.8kg/cm^2$ ~ $1.0kg/cm^2$），EDP 起搏频率 12 次/min，两者同步进行。结果：3 例肺心病并发肺性脑病患者，HDP 治疗 30~40min 后，神志由昏睡转为清醒，面口唇发绀现象明显好转，呼吸频率正常，自诉胸憋、气促明显好转。PaO_2 均值由治疗前的 5.8kPa 上升至治疗后的 8.4kPa，$PaCO_2$ 均值由治疗前的 10.4kPa 下降至治疗后的 8.2kPa。其余肺心病患者 PaO_2 均有上升，$PaCO_2$ 有所降低。

作者提出 HDP 治疗肺心病的护理体会是：①心理护理，治疗前向患者及家人说明 HDP 治疗的重要性和有效性，注意事项，并说明 HDP 治疗无痛苦、无创伤等，以取得患者合作。②严格按操作规程使用。③加强病情监测，观察患者治疗的反应。

◎ **参考文献**

王悦德、薛善玉、宋勉，等. 体外膈肌起搏的护理[J]. 护理学杂志，1990，5(3)：104-105.

第5章 解决高频喷射通气过程中二氧化碳潴留的新途径

高频喷射通气(HFJV)作为一个简易、安全而有效的机械通气方法，愈来愈广泛地应用于临床，引起国内外学者的重视。但由于开放喷射，HFV技术是违背传统的常规呼吸经典理论的一种新方法，它在国内推广以来，亦有很大争论。在HFJV过程中，有部分患者出现CO_2潴留，尤其是COPD患者在接受HFJV治疗时，更易发生。因而使其推广应用受到了一定的限制。

笔者自1983年至1988年期间，曾进行了HFJV临床研究，均取得较满意效果。但是在COPD用HFJV治疗时，也曾有过深刻教训。初期对7例肺心病II型呼吸衰竭患者，用频率110次/min，氧驱动压$1\sim1.5kg/cm^2$的HFJV治疗，其氧合作用虽有明显提高，PaO_2由$41.9\pm9.1mmHg$至$163.3\pm8.2mmHg(P<0.01)$，但同时伴有CO_2潴留，$PaCO_2$由$61.6\pm14.0mmHg$至$69.4\pm17.5mmHg(P<0.01)$。显然对已有高碳酸血症血肺心病患者十分不利。嗣后，笔者对另13例肺心病呼吸衰竭患者，以频率90次/min，氧驱动压$0.5kg/cm^2$治疗，氧合作用仍有改善，PaO_2由$47.7\pm4.9mmHg$至$84.6\pm18.7mmHg(P<0.01)$，$PaCO_2$则无明显上升，由$54.0\pm6.2mmHg$至$58.3\pm7.2mmHg(P>0.05)$。上述临床研究只从调整HFJV的参数：减低通气频率和氧驱动压力着手，只是在HFJV使用技巧上的改进。对伴有严重的COPD呼吸衰竭患者，和肺性脑病$PaCO_2>75\sim80mmHg$以上的患者应用HFJV有可能失败。

如何解决HFJV过程中出现CO_2潴留问题，目前许多学者研究都无突破。例如陶仲为等提出把HFJV频率降低至60次/min，氧驱动压为$0.5kg/cm^2$，并配合复方丹参静脉滴注来解决PaO_2升高

同时出现的 CO_2 潴留。

HFV 的气体交换原理，认为主要是弥散作用而不是传导作用。因此能维持较高的 PaO_2。也正由于这种气体交换机制，当 HFJV 用于Ⅱ型呼吸衰竭时，特别是小气道阻塞的通气功能严重不足的 COPD 时，相当比例患者可导致 $PaCO_2$ 升高。金志强报道，在胸科手术中，患者原来无 CO_2 潴留者，使用 HFJC 后有些病例发生 CO_2 潴留，致呼吸性酸中毒、高碳酸血症。唐承纯报告，临床应用麻醉管理 400 余例 HFJV 者，其中主要的副作用是 CO_2 潴留。Chakrabartl 等认为，当频率>300 次/min，尽管提高驱动压，CO_2 也不能满意地排出，其甚至导致实验动物很快死去。徐日兴在综述 HFV 的概况论中也指出，HFV 可以改善肺的弥散功能，提高 PaO_2，但湿化不足和 CO_2 潴留，可诱发呼吸性酸中毒是其缺点。于布为通过动物实验观察 $PaCO_2$ 随着通气频率增加而升高，认为国产 HFV 频率>200 次/min，就难以维持有效通气。国内目前所生产的"叹息"功能双阀式 HFJV 机或双向喷射通气呼吸机，其目的是试图用来克服 HFJV 排出 CO_2 不足的缺点。

笔者等于 1987 年 2 月在国内外首创发明 EDP 器以来，通过大量临床和实验研究证明，无论是正常人或患者的通气功能、膈肌的收缩功能都有显著效果。对 PaO_2 的提高和 CO_2 的排出有效。笔者从 EDP 研究成果中受到了启发，若将 HFJV 和 EDP 两项技术互相融合，则有可能解决 HFJV 应用中的 CO_2 潴留。

1987 年 6 月 10 日中山医科大学第一附属医院急诊室抢救一例脊髓肿瘤所致的呼吸衰竭患者。施行气管切开，人工通气(IPPB)治疗 12h，血气分析：pH7.27 上升至 pH7.52，PaO_2 从 156.6mmHg 至 PaO_2 为 280mmHg，呈通气过度，呼吸性碱中毒。改用 HFJV 5h 后，pH7.30，PaO_2 116mmHg，$PaCO_2$ 56.2mmHg，提示 HFJV 引起 CO_2 潴留。后同时加用 EDP 联合治疗，30min 后，$PaCO_2$ 下降至 38.0mmHg，pH7.34。此外，笔者对 5 例肺心病呼吸衰竭患者，应用 HFJV 治疗 2h，$PaCO_2$ 由 66.0mmHg 上升至 87.7mmHg，配合用 EDP 1h 后，$PaCO_2$ 降至 68.4mmHg。初步研究表明 HFJV 应用时如配合 EDP 治疗，COPD 合并Ⅱ型呼吸衰竭患者

在提高 PaO_2 的同时，出现 CO_2 潴留现象可以纠正和克服。

丁春隆等报告 50 例次肺心病 II 型呼衰，应用 HFJ 时，PaO_2 从 52.14±5.10mmHg 至 68.26±11.0mmHg，$PaCO_2$ 从 60.6±8.9mmHg 至 55.7±7.9mmHg（$P>0.05$），配合 EDP 治疗，该组肺心病合并呼吸衰竭患者的 PaO_2 由 54.4±5.7mmHg 增至 77.9±11.0mmHg，$PaCO_2$ 从 78.4±15.6mmHg 降至 55.5±8.5mmHg（$P<0.01$）。

许仁和报告 35 例肺心病合并呼吸衰竭 HFJV 治疗时 $PaO_2$54.7mmHg（7.3kPa）上升至 87.9mmHg（11.7kPa），$PaCO_2$ 由 49.6mmHg（6.5kPa）增至 58.1mmHg（7.7kPa）（$P<0.05$）；另 8 例肺心病合并呼吸衰竭 HFJV 同时配合 EDP 治疗。PaO_2 从 54.6mmHg（7.3kPa）升至 107.6mmHg（14.2kPa），$PaCO_2$ 从 65.6mmHg（8.7kPa）降至 59.8mmHg（7.9kPa）（$P<0.01$）。

上述报告也表明，HFJV 如配合 EDP 治疗肺心病呼吸衰竭患者，则可避免 HFJV 应用中存在 CO_2 潴留问题。

◎ **参考文献**

[1]谢秉煦. 解决高频喷射通气过程中二氧化碳潴留的新途径[J]. 新医学，1991，22(5)：275-276.

[2]唐承纯. 中华麻醉学杂志，1988，8(1)：44

[3]徐日兴. 高频通气(HFV)的概况[J]. 重庆医药，1984，13(5)：39-42.

第6章　高频通气膈肌起搏器的研制

1. 研制背景

许多研究证明 EDP 对 COPD 康复治疗的价值是肯定的，但对其在急救中的评价仍然有所保留。能否对 EDP 的急救功能加以改进和提高，添加供氧通气系统，使其能在呼吸衰竭抢救中，迅速改善患者低氧血症？笔者在临床急救医学中，具有较为熟练应用 HFJV 抢救各种原因所致的呼吸衰竭的经验。例如笔者于 1986 年 5 月 31 日曾抢救 1 例毒蛇咬伤伴有急性呼吸衰竭患者，血气分析：pH7.42，PaO_2 56.7mmHg，$PaCO_2$ 28.7mmHg，提示低氧血症呼吸性碱中毒。即应用经鼻导管的 HFJV 治疗，通气频率 110 次/min，氧驱动压力 1.0kg/cm^2，通气治疗半日后，复查血气分析：pH7.36，PaO_2 89.8mmHg，$PaCO_2$ 35.6mmHg。实践证明 HFJV 在急救医学中的疗效迅速有效。然而，HFJV 中的核心技术是高频喷射装置。若将此装置移植到 EDP 中，通过微机控制，HFJV 和 EDP 系统各自功能，同步或异步工作。

2. 高频通气膈肌起搏器(HDP)的特征

汇集 EDP 和 HFJV 技术的急救供氧与提高膈肌的收缩力，增加其通气量的功能，两种技术相互渗透，融会贯通，取长补短。在急救治疗中既能发挥改善低氧血症，又可防止 CO_2 排出不足之缺点。高频通气供氧又可辅助 EDP 改善低氧血症之不足。

3. HDP 设计合理

均为无创伤性，无需气管切开或气管插管连接通气，该发明是临床医生与电子工程师紧密合作的有效模式。

第7章 高频通气膈肌起搏器 的临床试验

1. 研制背景

自体外膈肌起搏器问世以后，通过大量临床实践证明，它对COPD 的康复治疗有较好疗效。但对 COPD 合并呼吸衰竭的抢救，改善患者的低氧血症则不如 HFV 迅速和确切。为了使 EDP 急救作用更能充分发挥，有必要将 HFV 的技术移植到 EDP 当中，综合而成高频通气膈肌起搏装置。这种新装置的研制是依靠具有丰富的HFJV 和 EDP 知识及临床经验的医学呼吸专家提出其设想，同时有熟练的电子工程师的积极配合，才能取得成功。

首先解剖国产的 HFJV 机，熟悉 HFJV 的功能和结构。然后把两种器械技术有机结合融贯，通过微机控制高频喷射通气和电脉冲发射经膈神经诱导膈肌收缩。电子工程设计还需解决同步和不同步控制技术。

2. 临床试验

高频通气膈肌起搏器（high frequency ventilation diaphragm pacer，HDP）曾经过多中心临床试验。

（1）广州市第二人民医院急救科 1990 年 10～11 月住院病者，均为呼吸衰竭患者 12 例，其中肺心病合并呼吸衰竭 8 例、ARDS 2例、癌性胸腔积液 2 例。

治疗方法：HFJV 频率 100 次/min，氧驱动压 6～8L/min（相当于 0.8～1kg/cm^2）。EDP 脉冲 40Hz，脉冲幅度 75V，电刺激频率 12次/min，2 例 ARDS HFJV 与 EDP 异步进行 5～10h，10 例 HFJV 与

EDP 同步治疗，每次 30min。本组实验患者 4 例为 I 型呼吸衰竭经过 HDP 治疗缺氧明显改善。2 例 ARDS 应用 HDP 治疗后 PaO_2 明显上升，1 例 HDP 5h 时，PaO_2 从吸氧治疗时的 10.0kPa（75mmHg）上升至 33.4kPa（251.0mmHg）撤除 HDP 后继续吸氧治疗，PaO_2 维持 23.7kPa（178mmHg）水平。另 1 例 ARDS HDP 治疗 10h，患者在 HDP 治疗前 PaO_2 从 6.5kPa（49.0mmHg）上升至 9.86kPa（74.0mmHg），撤离 HDP 后吸氧治疗 PaO_2 11.1kPa（83.0mmHg），呼吸从 36 次/min 减至 26 次/min，心率从 130 次/min 减至 83 次/min。表明 HDP 治疗 ARDS 效果良好，且快捷安全。8 例 COPD 呼吸衰竭患者 HDP 时，其中 6 例 $PaO_2>13.3kPa$，2 例 $PaCO_2$ 下降，5 例 $PaCO_2$ 上升幅度均不超过 1.33kPa（10mmHg），表明 HDP 不仅可明显提高 PaO_2，还具有促进 CO_2 排出功能，完全符合设计的要求。此外，HDP 的 HFJV 设置，又可弥补 EDP 过程中由于膈肌活动增加，体内耗氧量增大，导致 PaO_2 下降之不足。

（2）第一军医大学附属广州珠江医院杨振峰、古国贤等报告 15 例 COPD 患者应用 HDP 治疗的临床实验观察。

①病例的选择：入院 COPD 患者 15 例，其中男性 8 例，女性 7 例，年龄 27~75 岁，平均 64.6 岁。

② 治疗方法：HDP（广州天河电子产品技术部制造，由旅美华人谢秉煦教授提供）。采用指标：（1）高频喷射通气（HFJV）部分，通气频率 100 次/min，吸呼时间比值 1:1.5，驱动压力 $1kg/cm^2$；（2）膈肌起搏（EDP）部分，脉冲频率 40Hz，起搏次数 12 次/min，脉冲幅度 50~80V。

③实验步骤：HDP 治疗前抽取患者桡动脉血 1mL，作血气分析，随即行 HDP 30min，再作动脉血 1mL 复查血气。所有受试者在实验前 6h 停用呼吸兴奋剂，平喘剂及肾上腺皮质激素。结果：15 例 COPD 患者行 HPD 30min 后平均 PaO_2 由 7.47kPa（56.3mmHg）升至 10.46kPa（78.45mmHg）约提高 3kPa（22.5mmHg），发生了显著变化（$P<0.01$，配对 t 值检验），而 $PaCO_2$ 由 7.05kPa（52.9mmHg）升至 7.35kPa（55.13mmHg），仅提高 0.3kPa（2.1mmHg），无统计学意义（$P>0.05$）。

其中6例伴有Ⅱ型呼吸衰竭，平均 PaO_2 由 5.35kPa(40mmHg)升至 8.42kPa（63.15mmHg）（$P < 0.01$），$PaCO_2$ 则由 9.22kPa（69.15mmHg）升至9.38kPa(70.35mmHg)（$P>0.05$），实验结果表明，HDP 治疗 COPD 无论是中度和重度患者，都能在改善低氧血症的同时防止 CO_2 潴留增加，更证明 HDP 对 COPD 呼衰的治疗的安全有效的功能。

（3）高频通气膈肌起搏器（HDP）物理性能测定。

广东省人民医院肺功能室报告 HDP 物理性能结果：①将 HDP 喷射针（内庭 1.8mm）置于 8 号（内庭 8mm）气管导管近端内径中央，喷射深度22mm。②气管导管远端接 Wright 流量计。③测定无负荷状态下，HDP 在不同的通气频率、氧气驱动压力（或流量）条件时的通气流速（mL/s）和每次通气量。④检测由 3 人进行，每 1 参数测量 3 次，取其均值。结果：①在所选择的参数内该机所测得的通气量为 43~590mL/次，每分钟通达 Wright 流量计的通气量为 12.9~34.4L，表明 HDP-B 机的喷射通气尚佳。②在通气管径和氧驱动压力不变时，HFV 的通气量随通气频率的增加而减低。当通气频率在 150~300 次/min 时，进入气管导管内的每次通气量要比 100~120 次/min 时低。

郑方曾报告国产 KR-Ⅱ HFJV 机的物理性能测定变化规律与 HDP-B 机的结果相似，因此在抢救严重性呼吸衰竭低氧血症时，应用 HDP 增加氧驱动压力（或流量）要比增加通气频率更为有效。本机 HDP~B 型的最佳通气频率在 60~150 次/min 范围。

（4）综合多个医院的 HDP 应用报告。

①广东湛江中心人民医院陈桂娟等 HDP 治疗肺心病Ⅱ型呼吸衰竭 40 例次，治疗前和 HDP 治疗后比较：$PaCO_2$ 由 64.3±10.6mmHg 下降至 50.1±7.1mmHg（$P < 0.05$）；PaO_2 由 53.4±73.8mHg 上升至 73.8±10.0mmHg（$P < 0.01$）。HDP 治疗参数：HFJV 频率 100 次/min，氧驱动压力 6~8L/min（0.8~1kg/cm^2），EDP 脉冲频率40Hz、脉冲幅度75V 电刺激频率 12 次/min。HFJV 与 EDP 同步进行，30min/次，每日 4 次。患者胸闷、气促、心悸均有明显改善，无不良反应。

②广西医学院呼吸疾病研究陈叶倩等 HDP 治疗 14 例 COPD 的肺动脉压影响。

方法：EDP 电刺激频率 12 次/min，脉冲频率 40Hz；HFJV 频率 100 次/min 呼吸比 1：1.5，氧驱动压为 $1kg/cm^2$，HDP 的前后及其过程连续同步作肺动脉压(PAMP)监护与记录。在 14 例患者中 8 例，使用 EDP 30min，PAMP 有不同程度下降，收缩压(SP)、舒张压(DP)也有程度不等下降。PAMP 下降幅度 1~7mmHg，平均下降 3.7mmHg。表明 HDP 对 PAMP 无显著影响。但在血气分析中，HDP 治疗前后 PaO_2 明显升高从 48.2 ± 10.93mmHg 升至 73 ± 12.4mmHg($P<0.01$)，$PaCO_2$ 从 50.3 ± 10.53mmHg 降至 40.3 ± 10.27mmHg($P<0.01$)。作者认为，HDP 对 COPD 患者的 PAMP 均有下降的影响，而且对改善低氧血症和降低高碳酸血症有利。

③广西医学院呼吸科温梅科等报告应用 HDP 治疗 14 例缓解期肺心病。本组经 HDP 治疗后，观察肺功能中每分钟通气量、潮气量均有明显增加，膈肌活动幅度增大、PaO_2 和 $PaCO_2$ 等指标，经治疗前后比较，在统计学上均有显著性差异($P<0.01$)。

第8章 高频通气膈肌起搏器的工作原理及使用方法

HDP 是具有 HFJV 和 EDP 技术的综合体，是一种应用于呼吸系统和神经肌肉系统疾病的急救和康复治疗的创新发明专利产品。经过 40 多年的临床应用，证明 HDP 无论是应用在急救或膈肌肺功能康复治疗，都具安全有效的优点。它可以单独作 HFJV 或 EDP 使用，也可以两者同步联合应用。HDP 可取 HFJV 治疗迅速改善患者低氧血症，在 EDP 同步配合下，增强膈肌的活塞作用，扩张胸廓，使胸腔内负压增加，有利于改善心血管循环。EDP 时可增加患者的通气量，促进 CO_2 的排出，从而可克服和避免应用 HFJV 时的 CO_2 潴留。图 8-1 为 HDP-D2 型高频通气膈肌起搏器。

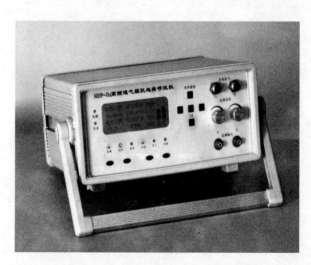

图 8-1 HDP-D2 型高频通气膈肌起搏器

1. HDP 的技术指标

高频通气部分：

(1)通气频率：①标准状态 100 次/min；②可调范围 10~300 次/min。

(2)吸与呼时间比值：①标准状态 1∶1；②可调范围 1∶1.5，1∶2，1∶3。

(3)高压气源：①常用压力 $1kg/cm^2$；②最大驱动压力不能超过 $3kg/cm^2$；③通气输出可关闭。

膈肌起搏部分：

(1)脉冲重复频率(密度)：①标准状态 40Hz；②可调状态 0 (50Hz)、1(40Hz)、2(35Hz)、3(30Hz)。

(2)正向脉冲宽度：0.3ms。脉冲群包络时间：1s(秒)。

(3)输出脉冲幅度：0~120V(P－P)分 2 挡，弱挡 0~60V，强挡 0~120V。

(4)起搏次数：标准状态 12 次/min 可调状态 8~16 次/min。

(5)膈肌起搏输出可关闭。

通气参数：

(1)两部分联合应用：①同步在膈肌起搏吸气时高频喷射通气，呼气时喷气停止。②异步高频通气和膈肌起搏独自运行。

(2)时延调节：在同步联合应用时，膈肌起搏吸气时，高频喷射通气时延持续的时间：(1)标准时延 2(3s)，(2)可调时延 0 (1s)，1(2s)，2(3s)，3(4s)。

(3)膈肌起搏输出脉冲幅度有表头指示作参考。

(4)定时：30min 音乐波 LED 报时间。

(5)电源电压：AC 22V±10% 50Hz(市电)。

2. 操作步骤

可选择高频通气，体外膈肌起搏或两种功能联合进行等三种工作方式。

（1）高频通气与体外膈肌起搏联合使用操作步骤。

①将 HDP 主机平置于台上，进气管接于氧气源减压器上或直接连于带氧流量表上。出气管与喷射针相连接。进气管、出气管的另一端分别连接于主机后面板的插座上。

②如采用鼻导管喷射通气，以内径 2mm 胶管经鼻孔深达咽后壁声门前，如气管切开或气管插管者，小导管可置于离该管口 2～3mm 处。小胶管连在喷射针上以胶固定。

③膈肌起搏体表电极放置：将电极分别插入"起搏 A 和 B 输出"，电极板涂上导电糊。小电极板为阴极（治疗电极），分别置于两侧颈部胸锁乳突肌外缘下 1/3 处，大板分别置于左右侧胸大肌表面皮肤，以胶纸固定电极板。

④启开电源，未按"起搏"、"通气"键，显示器 012 为起搏次数，按"起搏"、"通气"键，显示 100 为喷射通气频率次数，通常治疗选标准参数即可。

⑤高频喷射程序后调整氧气源减压表载氧流量表的参数（若用流量表必须取下氧湿化瓶）。氧驱动压常选 $0.8～1kg/cm^2$ 或 6～8L/分。

⑥A 和 B 调旋钮调节电刺激强度。（表头指示作参考）

⑦喷射通气与膈肌起搏联合使用可根据具体情况由其按键来选择同步或异步。

⑧当增减通气或起搏次数时，可按通气频率和起搏次数键"+"（加）或"-"（减），选择数码器上所需的参数。

⑨在任何参数状态下，只按一次"标准"键，仪器全部恢复标准参数。

⑩报时操作：需要报时，按下"定时"键，30min 后便自动播出音乐，面板报时灯启亮（此时主机仍然继续工作）。

（2）高频喷射通气操作步骤：可按以上步骤①、②、④、⑤、⑧、⑨、⑩进行操作。

（3）体外膈肌起搏操作步骤：可按以上步骤③、④、⑥、⑧、⑨、⑩进行操作。

3. 操作注意要点

(1)紧急抢救时，按下"标准"键的参数即可；操作不熟练者也可选择按"标准"键，也能够取得相当满意的 HFJV 和 EDP 治疗效果。

(2)高频喷射通气的吸呼比，一般以 1∶1 或 1∶1.5 为宜。

(3)HFJV 治疗可根据具体病情连续 30~60min，5~10h 或者更长时间数日以上。EDP 治疗 30~60min(康复治疗)，呼吸衰竭抢救每次可连续 1~2h 或 3~5h 为宜。

(4)膈肌起搏"强"刺激可用于昏迷患者，持续时间不超过 2h。

HDP 方块图及第 1 代高频通气膈肌起搏器(HDP-B 型)见图 8-2。

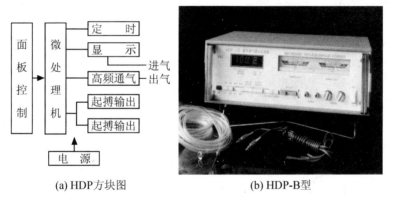

(a) HDP方块图　　　　　　(b) HDP-B型

图 8-2　HDP 方块图及第 1 代高频通气膈肌起搏器(HDP-B 型)

4. 高频通气膈肌起搏器适应证

(1)各种病因所致的急性呼吸衰竭，成人或儿童呼吸窘迫综合征、心肺复苏急救；

(2)哮喘、肺气肿、肺心病呼吸衰竭抢救及康复治疗；

(3)临床麻醉呼吸管理；

（4）高位脊髓损伤呼吸中枢麻痹低通气救治；

（5）睡眠呼吸暂停综合征；

（6）顽固性呃逆；

（7）气道内异物窒息抢救。

第9章 如何合理应用高频通气膈肌起搏器

笔者自发明高频通气膈肌起搏器（HDP）在临床推广应用以来，取得了良好的效果。通过 20 多年实践表明，HDP 在提高呼吸衰竭的低氧血症的同时，能有效地防止患者因 PaO_2 升高所致的 CO_2 潴留。

临床实践证明，任何一种先进的诊断或治疗器械，正确而合理地应用它是取得成效的关键。如果应用或操作不当，会减低其疗效，甚至有可能产生副作用。笔者就 HDP 如何合理应用，提供个人的点滴经验。

1. 如何合理选择 HDP 的参数

HDP 装置主要包括 HFJV 和 EDP 两部分。前者治疗参数包括：通气频率、供氧压力（驱动压力）或流量以及喷射针连接方式（经鼻导管、气管插管或气管切开）。这些参数应根据不同病种和具体病情不同来选用。EDP 操作时，其电刺激强度、频率以及治疗持续时间的长短，也因人而异。例如成人呼吸窘迫综合征（ARDS）是以进行性低氧血症为特征，治疗的目的，主要是迅速纠正其严重的低氧血症。HFJV 的通气频率宜较高，110～200 次/min，驱动压力 1.5～2kg/cm^2（氧流量 6L/min 以上）。EDP 电刺激强度以弱-中刺激为宜，每分钟 9～12 次。HFJV 与 EDP 可采用同步进行，有利于 PaO_2 提高，又可避免 CO_2 排出过多而加重原有的低碳酸血症。又如肺心病合并呼吸衰竭抢救时，HFJV 通气频率以 90～100 次/min，氧驱动压力 0.8～1.0kg/cm^2（或 3～4L/min）为宜。如患者是肺性脑病昏睡或昏迷时，EDP 可选用强刺激，频率 12 次/min，神志清醒者选中刺激，9~12 次/min。HFJV 与 EDP 应采用同步进行，同步有利于肺心病患者 CO_2 排出。应用 HDP 治疗肺心病合并呼吸衰竭时，以 PaO_2 和 $PaCO_2$ 不致过高为原则，即 PaO_2 不超过 120mmHg（16kPa），$PaCO_2$ 不超过 65mmHg（8.66kPa）。如无血气监测 HDP 治疗，可通过严密观察患者口唇、指甲、神志变化来判断缺氧和 CO_2 潴留改善程度。据笔者经验，肺性脑病患者昏迷，EDP 强刺激 45~60min，可使患者从昏迷中清醒。但强刺激起搏不宜过久，一般不超过 60min 为宜，清醒后改中度刺激起搏。

例一：孙×，男性，65 岁。因肺气肿合并感染、肺心病合并肺性脑病于 1991 年 1 月 27 日入东莞市长安医院。入院时神志不清、全身发绀、呼吸浅速（32 次/min）。应用 HDP 抢救，初仅使用 HFJV，频率 100 次/min，氧驱动压力 $1kg/cm^2$，缺氧体征虽有改善，但仍深度昏迷。笔者会诊抢救时估计为严重 CO_2 潴留所致。此后施行 EDP 与 HFJV 同步治疗（图 9-1），EDP 强刺激 12 次/min，45min 后，患者神志转为清醒，能说话，饮水，但仍无力咳嗽排痰。笔者继续给患者 HDP 治疗 5 日，持续 HFJV 供氧，间歇 EDP，每次 1~2h，休息 30~60min。EDP 电刺激强度视患者神志变化，选择强或中度刺激。HDP 第 5d，血气分析 PaO_2 为 250mmHg（33.3kPa）、$PaCO_2$ 为 75mmHg（10kPa）（因该医院无血气分析仪，要送外医院检查）。此时患者神志保持清醒，已能坐在床上进食，咳嗽排痰有力。考虑 $PaCO_2$ 升高与 PaO_2 过高水平有关，故改为鼻导管供氧 3L/min，仍采用间歇 EDP 治疗。8d 以后呼吸衰竭已基本控制，步行出院。

通过此例肺心病合并肺性脑病抢救成功的经验，证明 EDP 应用得当，HFJV 仍然安全可靠，可保证患者在较高 PaO_2 水平下（>100mmHg），防止 $PaCO_2$ 过高而抑制自主呼吸，加重缺氧。采用 HDP 治疗肺心病呼衰，可以保证迅速地改善患者缺氧，有利于防止严重缺氧而损害心、肾、脑等重要器官而发生多器官衰竭的危险。过去单一应用 HFJV 治疗肺心病呼衰，只能采用短时间的高频通气，而且 PaO_2 水平一般控制在 100mmHg（13.3kPa）以下，否则 $PaCO_2$ 可明显上升，而 HDP 机可以同时采用两种通气方式进行，

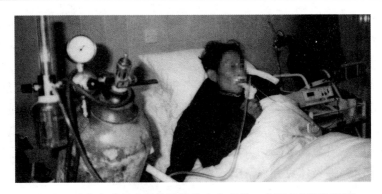

图 9-1　图中为肺心病并发肺性脑病患者孙×应用高频通气膈肌
起搏器抢救现场(1991 年 1 月 28 日谢秉煦摄)

显然优于以往单一治疗方法。

2. 高频通气膈肌起搏器的湿化和雾化问题

必须承认，HDP 同现有的 HFJV 机一样，仍然缺乏理想的湿化
或雾化装置。长时间喷射通气，未经湿化的干燥的气进入气管内，
可导致支气管纤毛运动障碍，降低清除异物和排痰的功能。气道干
燥致使支气管分泌物黏稠而阻塞气道，从而增加患者缺氧和 CO_2
潴留，这是值得注意的。

据笔者以往经验，如采用经鼻导管 HFJV 供氧 24h 或间歇
HFJV 供氧者，可无需另外提供湿化或雾化，通过饮水或湿润口腔
部来解决上呼吸道黏膜因喷射通气所致的干燥。若患者气管切开的
HFJV 供氧治疗，无论其通气时间长短，均必须加强湿化或雾化处
理。否则可因气道干燥造成痰液结痂而阻塞气道，发生缺氧窒息的
危险。

例二，蓝×，女 54 岁。因肺炎感染性休克所致出现 ARDS，
于 1990 年 11 月 10 日入广州市第二人民医院内科。神志清醒，呼
吸窘迫(44 次/min)，全身发绀。X 双肺呈间质性肺水肿征。血气
分析：pH7.46，PaO_2 28mmHg（3.73kPa），$PaCO_2$ 41.6mmHg
（5.47kPa）。笔者应邀会诊协助抢救。气管切开后接受 HDP 治疗。
HFJV 频率为 200 次/min，氧驱动压力为 $2kg/cm^2$，异步使用 EDP，

127

弱刺激 12 次/min。PaO_2 76.7mmHg（10.2kPa）至 132mmHg（17.6kPa），$PaCO_2$ 34.7（4.53kPa）~37.0mmHg（4.93kPa）。HDP持续治疗 4d。定期从气管套管内滴入生理盐水湿化气道。在治疗期间几次因气道内湿化不足而出现分泌物结痂阻塞气道缺氧窒息。后经加强湿化才改善。若当时此例不作气管切开，HFJV 喷射通气经鼻导管咽后壁供氧，或许可减少气道分泌物结痂，阻塞气道窒息的可能，避免因气管切开后增加患者外源性感染的机会，这对原发病是由肺感染休克并发 ARDS 的患者来说，值得深思。

3. 合理掌握 HDP 的疗程

HDP 使用疗程因不同病症而异。ARDS、安眠药中毒、有机磷中毒所致的急性呼吸衰竭，HDP 治疗的 HFJV 通气供氧必须维持患者的低氧血症达到改善为止，疗程一般在 24~72h 以上。而肺心病呼衰，HFJV 一般在 24h 或 72h 以内或更短时间，或间歇 HFJV，每日 2~4 次，每次 2~5h，以保证患者在较高水平 PaO_2 的条件下，避免重要的器官由于严重的低氧血症的损害。本装置 EDP 治疗作用：①增加通气量的同时，保证 HFJV 肺泡弥散更有效。因为 EDP可以增加胸腔内负压，减低肺动脉压，氧在肺泡与毛细血管交换。②预防 HFJV 的 CO_2 潴留。据笔者经验：急性呼吸衰竭患者，原本肺和膈肌功能正常的，EDP 每次可以在 5~10h，COPD 肺气肿、肺心病患者，EDP 治疗 30~60min 为宜，时间过长可使膈肌起搏失效。一般而言膈神经和膈肌在停止电刺激 25min 以上可以恢复其应激功能。

第10章 高频通气膈肌起搏20年临床应用的评价

自1990年HDP问世以来，已有不少临床应用HDP的经验推广以及一些较为深入研究论著，笔者将分别加以综合介绍。

10.1 对高频通气膈肌起搏器应用的评价

1993年广州呼吸疾病研究所钟南山院士曾使用过高频通气膈肌起搏器（HDP），并对HDP在临床治疗的性能作出如下评价：

"高频喷射通气（HFJV）以高频（60~360次/min）低潮气量方式通气。通过层流震荡弥散原理达到通气目的。既能提高氧浓度，又能在一定程度上改善肺的氧合能力，可以有效地纠正各种病因导致的低氧血症。HFJV可在开放气道状态下应用，产生气道内正压较低，对气道内手术操作、胸肺手术、气胸、肺大泡或支气管胸膜瘘患者尤为适合，但由于HFJV的潮气量小，排出肺泡内CO_2的能力较差，对于有严重CO_2潴留的COPD患者，可能加重CO_2潴留。

体外膈肌起搏（EDP）是在颈部用经皮肤电极刺激膈神经，使膈肌收缩，从而增加潮气量，改善通气或增强膈肌肌力。其使用方便，无创性，已有不少临床应用的报道。使用EDP可增潮气量，增加呼吸衰竭患者的通气量，从而改善缺氧和降低CO_2潴留。对于缓解期COPD患者，尤其是膈肌仍有一定功能，使用EDP可提高膈肌的收缩力，增加肺活量，改善气促及提高活动能力。

HDP型高频通气膈肌起搏器（HDP高频通气呼吸机）将HFJV和EDP联合应用，是一种新的呼吸治疗技术。经过临床应用，发现部分COPD、肺心病、呼吸衰竭患者，高频通气膈肌起搏治疗，既可迅速改善缺氧，又能避免单纯用 HFJV 所产生的 CO_2 潴留。这一有益的尝试，为开拓无创性通气治疗各种病因尤其是 COPD 引起的呼吸衰竭，提供了一个新途径。当然此新的技术仍有一些值得进一步探讨问题。例如：电刺激的强度和持续时间的合理选择，确保有效的膈肌起搏和节律性收缩；如何使用 EDP 与病者呼吸达到理想的同步等。临床应用结果提示高频通气膈肌起搏治疗的适应证较广泛，但疗效与疾病种类，严重程度及疾病的不同时期的关系，仍需进一步临床积累经验。

希望更多临床内、外、儿、麻醉科及急诊科医师通过不断的临床实验，总结经验，从便更好地为广大患者服务！

10.2　高频通气膈肌起搏在 COPD 肺性脑病的疗效评价

1994 年黎洪彪，应用高频喷射通气机与体外膈肌起搏器联合治疗 22 例 38 例次 COPD 合并肺性脑病。接受 HFJV 和 EDP 联合治疗患者停止呼吸兴奋剂，HFJV 频率 60~100 次/min，氧驱动压 0.8~1.0kg/cm²(以鼻导管通气)；EDP 脉冲频率 40Hz，脉冲幅度强刺激(90~100V)，起搏 9 次/min。当患者出现意识障碍时，两者同时合用，每次 2h。在 38 例次中，治疗后意识状态即时有明显改善，其中 21 例于治疗后立即苏醒，意识恢复时间最短在治疗开始后 30min，最长 2h，大部分为 15~60min。22 例中 7 例 1 次治疗意识清楚后再度出现意识障碍。14 例患者意识障碍反复出现 2~4 次。治疗结果 18 例好转出院，4 例死亡(均为心律失常、消化道出血)。笔者认为，本组缺乏血气分析资料，故对其病情严重程度无法客观评估。其次若有对照组比较更有说服力，当然其中病例在 HFJV+EDP 合用前，已有观察，但未选作比较。据笔者之经验本组治疗的确符合客观实践的。

邓刚强报告 30 例慢性肺心病合并 II 型呼衰，其中 4 例为肺性脑病应用 HDP 治疗，神志转清醒，PaO_2 由 6.51 ± 0.26kPa 上升至 8.22 ± 0.32kPa($P<0.01$)，$PaCO_2$ 由 9.35 ± 0.41kPa 降至 $7.34\pm$

0.35kPa（$P<0.01$）。肺功能：VT 、VE 治疗较治疗明显增加。28
例 HDP 治疗后出院。认为 HDP 治疗肺心病呼吸衰竭不失为一种简
易、安全有效的方法。

高淑敏等报告 30 例肺心病患者中，其中 3 例并发肺性脑病采
用 HDP 治疗：HFJV 频率 100 次/min，氧驱动压力 6~8L/min（相当
0.8~1 kg/cm^2），EDP 起搏 12 次/min，两者均同步进行，30~
40min，后神志从昏睡转为清醒，口唇发绀明显好转，PaO$_2$ 均值由
HDP 前 5.8kPa 上升至 8.4kPa，PaCO$_2$ 均值由 HDP 前的 10.4kPa
下降至 8.2kPa。表明 HDP 治疗肺心病并发肺性脑病有即时疗效。

10.3　高频通气膈肌起搏在肺心病临床应用的评估

（1）为客观评价高频通气膈肌起搏器的临床应用价值，董西林
等对住院及门诊 87 例 GOPD 患者接受 HDP 治疗。HDP 操作方法：
HFJV 频率 100 次/min，时延调节 3s，脉冲重复频率 40Hz，脉冲包
络时间 1s，脉冲宽度 0~3ms，起搏 8~12 次/min。每次 30min，10
次为 1 个疗程。对 87 例患者分别于治疗前及治疗第 10 次结束后安
静休息 15min，在静息状态下，应用 X 线透视同一侧膈肌顶点的活
动度，连续 3 次的均值为膈肌活动度（DMD），观察治疗前后血气
和肺功能。

结果表明，87 例的 SaO$_2$ 从 93.38±5.27% 升至 98.68±0.34%
（$P<0.01$），PaO$_2$ 从 9.52±1.02kPa 至 14.89±1.65kPa（0.01），
PaCO$_2$ 从 6.35±1.02kPa 至 5.04±0.72kPa（$P<0.05$）。HDP 治疗 10
次后氧分压和血氧饱和度明显增加，二氧化碳分压明显降低。73
例 HDP 后的肺功能：VT、VC、FVC、IRV 和 IC 均有明显改善（$P<$
0.01）。经过 1 个疗程 10 次 HDP 治疗后，患者膈肌活动度由治疗
前的 1.60±0.63cm 升至 2.63±0.72cm（$P<0.01$），说明患者膈肌运
动功能在 HDP 后得到了改善，因而通气功能也随之改善。

作者还对 87 例 COPD 患者血清超氧化物歧化酶（SOD）活力在
HDP 治疗前后作测定，结果显示，患者 HDP 后血浆 SOD 由
132.0u/I±22.8u/l 上升至 143.6±19.8u/I（$P<0.05$）。说明机体清

除自由基能力有一定提高，这对于 COPD 患者减少细胞氧化损伤，恢复机体细胞功能有重要作用。作者推测，HDP 的疗效可能与提高机体清除自由基能力和改善微循环促进组织氧交换有关，有待进一步研究。

（2）鱼宝萍等，报告 30 例 COPD 患者采用 HDP 治疗，每日 1 次，10d 为 1 个疗程。结果显示：FVC、FEV_1/FVC、PaO_2 等指标治疗前与 HDP 治疗后比较均显著性升高（$P<0.01$），$PaCO_2$ 在治疗与治疗前比较也显著性降低（$P<0.05$），最大吸气压（MIP）、最大呼气压（MEP）比治疗前也显著增加（$P<0.05$）。

（3）李家芝等报告 17 例 COPD 患者经 HDP 治疗之后血气分析有明显改善，$PaCO_2$ 由治疗前的 $6.98\pm1.11kPa$ 降至 HDP 后的 $5.12\pm0.98kPa$（$P<0.05$），PaO_2 由治疗前的 $8.11\pm1.40kPa$ 上升至治疗后的 $11.85\pm2.07kPa$（$P<0.01$）。

（4）刘翱等报告 12 例重症肺心病患者应用 HDP 治疗的血气分析即时的观察，HDP 治疗方法：HFJV 通气频率 100 次/min，氧驱动压 $1.0kg/cm^2$，EDP 起搏频率 14 次/min，两者同步进行。$PaCO_2$ 由治疗前 $8.28\pm4.55kPa$ 降至治疗后 $6.02\pm3.2kPa$（$P<0.05$），PaO_2 由治疗前 $4.15\pm3.2kPa$ 上升至治疗后的 $7.74\pm2.89kPa$（$P<0.05$）。

从以上 4 篇报告显示，HDP 治疗 COPD 肺心病患者，在改善低氧血症的同时，也可纠正伴随的高碳酸血症。

（5）冯长顺等对老年肺心病患者 30 例在呼吸道感染得到治愈、加重期病情控制后应用 HDP 进行康复治疗的观察。HDP 每日 1 次，每次 30min，共 15d。HFJV 频率 60 次/min，氧驱动压 0.5kg/cm^2，吸呼比 1∶1.5。EDP 12 次/min，脉冲重复频率 40Hz，膈肌起搏强度逐渐增大，每 3d 适当增加。观察项目：治疗前后胸闷、憋气症状，治疗前后 3d 内行动脉血气及肺功能检查，并测量平地行走至出现较明显喘息时，所行走的距离作运动耐力的评定，测定治疗前后血浆内皮素-1（endothelin-1，ET-1）水平。观察研究表明，30 例老年肺心病患者应用 HDP 治疗后，①PaO_2 增高，肺功能改善，与治疗前比较有显著性差异（$P<0.01$）。（2）患者经 HDP 治疗后血浆 ET-1 水平明显降低，与治疗前比较有显著性差（由 $4.18\pm$

0.2 下降至 3.56 ± 0.3，$P<0.05$），而对照组 ET-1 在前后无变化。缺氧是刺激体内分泌 ET-1 的重要因素，可使肺血管及气道平滑肌痉挛。患者 HDP 治疗后，血中 ET-1 型水平与治疗前比较降低显著（$P<0.05$），这与 PaO_2 增高，肺功能的改善相一致。

（6）邓刚强采用 EDP 与 HFJV 联合治疗 30 例慢性肺心病Ⅱ型呼吸衰竭患者，EDP 频率为 40Hz，每次 30min，HFJV 通气频率 100 次/min，氧驱动压力 $0.8kg/cm^2$ 30min 两者同步进行治疗。结果显示：PaO_2 在治疗前为 $6.5\pm0.26kPa$，治疗后为 $8.22\pm0.32kPa$，治疗前后比较有非常显著差异（$P<0.01$），$PaCO_2$ 治疗前为 $9.35\pm0.41kPa$，治疗后为 $7.34\pm0.35kPa$（$P<0.01$），其中 4 例肺心病并发肺性脑病，EDP 与 HFJV 联合治疗 30min 后神志转清醒，2 例精神症状减轻。28 例抢救成功出院，有效率达 93.3%。作者认为 EDP 与 HFJV 联合治疗肺心病并发Ⅱ型呼吸衰竭是有效的手段。

（7）王集红对 47 例 COPD 患者应用 HDP 治疗，EDP 和 HFJV 每天 30min，14d 为 1 个疗程。2 个疗程结束后检查血气和肺功能，治疗前后作比较。结果显示：PaO_2 由 $60.3\pm6.9mmHg$ 上升至 $72.2\pm8.1mmHg$（$P<0.01$），$PaCO_2$ 由 $46.1\pm8.1mmHg$ 下降至 $38.7\pm9.4mmHg$（0.01）。肺功能 VC、FEV_1 及 MVV 增加与治疗比有显著性差异（$P<0.01$）。作者评价 HDP 治疗效果优于单一的 HFJV 和 EDP 的作用，认为 HDP 可将两者优点互补结合。

（8）高洪源对 50 例肺心病并发呼吸衰竭患者进行 HDP 治疗的研究，他们分三组观察。第 1 组 26 例患者采用 HDP 治疗，即 HFJV 与 EDP 同时配合使用，高频通气频率为 100 次/min，吸呼比为 1:1.5，氧驱动压力 $0.8\sim1.0kg/cm^2$，EDP 起搏 12 次/min，每次 $30\sim60min$，每日 $1\sim2$ 次。第 2 组 12 例患者，仅采用 HFJV 治疗，第 3 组 12 例患者，只接受 EDP 治疗。结果显示：第 1 组 26 例肺心病呼吸衰竭患者，HDP 治疗后 PaO_2 比治疗前明显提高，$PaCO_2$ HDP 治疗后较治疗前下降明显。而第 2 组仅用 HFJV 治疗的 12 例患者的 PaO_2 较治疗前明显升高，$PaCO_2$ 在治疗后也升高。第 3 组 12 例只接受 EDP 治疗时 PaO_2 升高不明显，但 $PaCO_2$ 在 EDP 后较治疗前下降显著。表明 HDP 对肺心病呼吸衰竭治疗，确实起改善低氧血症作用，也能起 CO_2 排出之效果。

（9）李佩韶等对 12 例 COPD 呼吸衰竭患者、18 例 COPD 患者使用 HDP 治疗观察其效果，HDP 方法：HFJV 频率 100 次/min，氧驱动压力 $0.8 \sim 1.0 kg/cm^2$（相当于 $6 \sim 8L/min$ 流量），经鼻导管连接 HFJV，吸呼比为 $1 : 1.5$，EDP 与 HFJV 同步进行，呼吸衰竭抢救患者 EDP 每日 $1 \sim 2$ 次，每次 2h，康复治疗每日 1 次，每次 30min。

结果显示：HDP 治疗 30min 后呼吸衰竭患者复查的 PaO_2 由治疗前的 $7.41 \pm 0.53 kPa$ 上升至治疗后的 $8.7 \pm 0.49 kPa$（后前差数 $1.27 kPa$，$P<0.01$），$PaCO_2$ 由治疗前的 $7.37 \pm 0.82 kPa$ 下降至治疗后的 $6.01 \pm 0.07 kPa$（后前差数 $1.37 kPa$，$P<0.01$）。膈肌活动度由治疗前的 $0.93 \pm 0.38 cm$ 增加至治疗后的 $1.45 \pm 0.44 cm$（后前差数 $0.5 cm$，$P<0.01$），每分钟通气量由治疗前的 $5663.13 \pm 144.46 mL$ 上升至治疗后的 $6915.91 \pm 134.26 mL$（后前差数 $1252.78 mL$，$P<0.01$）。而 COPD 康复治疗 10d 后的 PaO_2 由治疗前的 $7.43 \pm 0.53 kPa$ 上升至治疗后的 $8.7 \pm 0.49 kPa$（后前差数 $3.19 kPa$，$P<0.01$），$PaCO_2$ 由治疗前的 $7.38 \pm 0.82 kPa$ 下降至治疗后的 $5.67 \pm 0.03 kPa$（后前差数 $1.71 kPa$，$P<0.01$）膈肌活动度由治疗前的 $0.93 \pm 0.38 cm$ 增加至 $1.98 \pm 0.5 cm$（后前差数 $1.05 cm$，$P<0.01$），每分钟通气量由治疗前的 $566.3 \pm 144.46 mL$ 增加至 $7571.3 \pm 302.9 mL$（后前差数 $1908.71 mL$，$P<0.01$）。研究结果表明，HDP 无论对 COPD 呼吸衰竭抢救以及 COPD 的康复治疗都具有良好的效果。

（10）邓念强等对 14 例肺心病，其中 3 例为重症患者，采用 HDP 治疗，取得如下研究结果。治疗方法：13 例 HDP 前未用呼吸中枢兴奋药，1 例为肺性脑病患者用呼吸兴奋药治疗未清醒而再用 HDP 治疗。HFJV 频率 100 次/min，氧驱动压 $1 \sim 1.5 kg/cm^2$，采用经鼻导管声门前通气。EDP 脉冲频率 $30 \sim 50 Hz$，脉冲幅度 75V，膈肌起搏 12 次/min，HFJV 与 EDP 同步进行，HFJV 使用 2h，EDP 治疗 30min。10 例用强刺激，1 例用超强刺激，3 例用弱刺激。

结果显示：①采用 EDP 强刺激的 10 例肺心病患者，PaO_2 平均提高了 $2.49 kPa$（$18.73 mmHg$），与治疗前比较有明显提高（$P<$

0.01）；$PaCO_2$ 无明显提高与降低（$P>0.05$）。1 例肺性脑病昏迷患者，用 EDP 超强刺激膈肌起搏 15min 后清醒，患者感电刺激太强难以忍受后调至可耐受的刺激强度。测定其 PaO_2 下降了 3.45kPa（25.9mmHg）下降了 3.32kPa（24.9mmHg）。用 EDP 弱刺激，4 例肺心病患者 $PaCO_2$ 平均上升 2.88kPa（21.6mmHg），PaO_2 平均提高 4.5kPa（33.77mmHg）。

本文作者认为，HDP 治疗时，如 EDP 用强刺激膈肌起搏 PaO_2 可不同程度提高，而 $PaCO_2$ 却度化不明显，证明了 HDP 可即时提高 PaO_2，还有促进 CO_2 排出作用，有利于严重缺氧及二氧化碳潴留的肺心病患者的抢救治疗。单一采用 EDP 治疗失代偿性呼吸衰竭过程中，由于膈肌活动度增大，耗氧量增多，可导致部分患者 PaO_2 下降，而 HDP 可以弥补其不足。但值得注意的是，患者在接受 HDP 治疗时，由于 EDP 刺激强度不同，HFJV 频率、氧驱动压力不同，可出现不同的治疗效果，因此，根据患者情况选择不同的参数进行抢救治疗和用血气分析监测是必要的。

◎ **参考文献**

[1]董西林，董蕾，玉维娟，等．体外高频通气膈肌起搏治疗慢性阻塞性肺病的临床研究[J]．中国现代医学杂志，2003，13（9）：22-26.

[2]冯长顺，林海丽，原援，等．老年肺心病患者应用高频通气膈肌起搏的疗效观察[J]．中国康复医学杂志，2001，16（2）：90-91.

[3]邓念强．高频通气膈肌起搏器治疗肺心病Ⅱ型呼吸衰竭的观察[J]．实用医学杂志，1994，10（5）：468-469.

10.4 高频通气膈肌起搏对 COPD 患者和动物膈肌疲劳的研究

HDP 由于同时具有 EDP 和 HFJV 两种功能的治疗作用，无论是呼吸衰竭的救治或肺康复的治疗均显示其优点。为了进一步评价 HDP 在膈肌疲劳的治疗作用，广西医科大学附属医院曾作过临床和动物实验。温梅科等报道 17 例缓解期 COPD 患者中，12 例接受

HDP 治疗，另 5 例接受 EDP 治疗，观察他们治疗前后的膈肌功能、血气等变化。同时并对 12 只家兔作膈肌疲劳(DiF)实验，以 HDP 治疗观察该治疗对家兔 DiF 的影响。

　　HDP 治疗方法：

　　(1) HFJV 供氧通气，频率 100 次/min，氧驱动压为 0.5 ~ 1.5kg/cm^2，吸呼比为 1：1.43，EDP 重复频率 40Hz，每日 1 次，每次 30min。

　　(2)治疗前测示肺功能、跨膈压(Pdi)、最大跨膈压(Pdi_{max})、口腔最大吸气压(PI_{max})、膈肌限制时间(Tim)，1 个疗程(7d)结束后复查以上指标。

　　结果：(1)12 例 COPD 接受 HDP 治疗(表 10-1)。

表 10-1

	治疗前	治疗后
Pdi	2.10±0.59kPa	2.8±0.89kPa　($P<0.01$)
Pdi_{max}	7.5±2.43kPa	8.07±2.54kPa　($P<0,01$)
PI_{max}	6.95±2.45kPa	7.59±2.51kPa　($P<0.01$)
Tim	3.34±1.07min	4.29±1.18min　($P<0.01$)

　　(2)5 例 COPD 接受 EDP 治疗前后变化(表 10-2)。

表 10-2

	治疗前	治疗后
Pdi	2.25±0.71 kPa	2.58±0.89kPa　($P<0.05$)
Pdi_{max}	7.44± 2.75 kPa	8.07±2.54kPa　($P<0.05$)
PI_{max}	6.67±2.24kPa	6.81±2.05kPa　($P>0.05$)
Tim	3.27±1.25kPa	3.29±1.31kPa　($P>0.05$)

　　(3)HDP 对 12 只家兔的膈肌疲劳(DiF)的影响(表 10-3)。

表 10-3

	DiF(前) 1	DiF(后) 2	HDP 治疗后 3	组别比较	P 值
Pdi	0.331±0.82 kPa	0.288±0.077kPa	0.306±0.074kPa	1:2	<0.01
				2:3	<0.05
PaO$_2$	11.53±1.79mmHg	7.54±1.60mmHg	11.03±1.59mmHg		<0.01
PaCO$_2$	6.05±1.28mmHg	6.27±1.57mmHg	5.24±1.16mmHg		<0.05

作者认为，HDP 对 COPD 治疗后，Pdi、Pdi$_{max}$、PI$_{max}$ 增加（$P<0.01$），提示 HDP 能改善膈肌疲劳（DiF），而不会导致 COPD 患者 DiF 产生。HDP 对 COPD 的康复治疗显然优于 EDP 单一起搏。本实验家兔诱发 DiF 出现以后，Pdi 从 0.335±0.082kPa 下降到 0.288±0.077kPa，经 HDP 治疗后，Pdi 回升到 0.306±0.74kPa（$P<0.01$），表明 HDP 对实验性家兔膈肌疲劳的恢复有效。

莫晓能等对 39 例肺部疾病（肺心病 15 例、慢支 11 例、其他肺疾后 13 例），应用 HDP，方法为 HFJV 频率 100 次/min，氧驱动压 0.05mpa，EDP 起搏 12 次/min，每次 30min，通气供氧与膈肌起搏同步进行。39 例经 HDP 30min 治疗，每分钟通气量、潮气量明显增加，肺心病者增加明显（$P<0.01$），15 例肺心病 PaO$_2$ 和 SaO$_2$% 治疗明显提高由 67.7± 增到 75.1±5.85kPa 和 91.5±4.61% 增到 94.2±1.58%（$P<0.05$），PaCO$_2$ 由 44.23±7.5kPa 增至 45.2±7.5kPa。HDP 30min 后 15 例肺心病膈肌运动幅度由治疗前 1.90±0.44cm 增至 2.49±0.73cm，HDP 停止 15min 再测膈肌运动幅度为 2.55±0.68cm，表明 HDP 对膈肌活动增加仍能维持一段时间。

龙学明等应用 HDP 治疗 36 例 COPD 患者，对照组 16 例，按常规治疗，治疗组 20 例，除常规治疗外加用 HDP 治疗，每天 1 次，每次 30min，10d 为 1 个疗程。结果显示：①HDP 组 Pdi 和 Pdi$_{max}$ 由治疗前的 1.07kPa、6.25kPa 升至治疗后 2.13kPa 和 9.25kPa；②HDP 组 H/L、FC 分别从治疗前 2.15 和 105.5Hz 升至治疗后 3.352 和 118.98Hz，分别提高了 66.35% 和 12.77%，而且

到疗程结束后 10d 仍然能分别保持在 3.31 和 115.8 Hz。HDP 以上各项指标改善均有统计学意义($P<0.01$ 或 $P<0.05$)。而对照组各项指标变化均无显著差异($P>0.05$)。表明 HDP 治疗 COPD 可明显改善膈肌的疲劳状况，提高膈肌收缩力。

　　此外，梁国容等在另一篇有关 HDP 对慢性阻塞性肺病膈肌疲劳的关系研究中，通过测定人和动物膈肌的活动度(DMD)、Pdi、Pdi_{max}、膈肌频谱分析中的中心频率及高频/低频比值(H/L)等各项指标，并进行 HDP 治疗前后的比较，提出 HDP 可以增强膈肌的缩力，改善膈肌疲劳。认为 EDP 与 HFJV 技术有机地结合，弥补了单纯应用 HFJV 易引起 CO_2 潴留的不足，创造性为今后在临床上抢救呼吸衰竭开辟了另一新途径。(该项研究曾获 1996 年度广西壮族自治区科技进步三等奖)

◎ **参考文献**

[1]温梅科，柏华，罗金容. 高频通气膈肌起搏治疗与膈肌疲劳[J]. 广西医科大学学报，1994，11(2)：162-165.

[2]龙学明，施焕中，梁国容. 高频通气体外膈肌起搏对慢性阻塞性肺疾病膈肌收缩力的影响[J]. 广西医学，1993，15(4)：265-268.

[3]梁国容，施焕中，莫晓能. 高频通气体外膈肌起搏对慢性阻塞性肺疾病膈肌功能康复治疗的研究[J]. 陕西医学杂志，1993，22(4)：32-33.

10.5　高频通气膈肌起搏配合超声雾化治疗肺心病急性加重呼吸衰竭

　　肺心病急性加重期，由于严重的低氧血症和高碳酸血症，选用 HDP 治疗。本组患者在应用 HDP 的同时，使用超声雾化，湿化气道。赵富新等，报告 20 例肺心病 II 呼衰病者，采用 HDP：HFJV 频率 100 次/min、氧驱动压 $3\sim4L/cm^2$($0.8\sim1.0kg/cm^2$)、呼吸比 1：1.5。EDP 12 次/min 每次 $30\sim60$ min，通气与起搏同步进行，配合超声雾化治疗。结果表明，患者 PaO_2 治疗前平均值 5.8kPa (43.4mmHg)，治疗 $30\sim60$min 后上升至均值 8.44kPa(63.3mmHg)，

$PaCO_2$ 从治疗前均值 10.4kPa(77.6mmHg)下降至 8.2kPa(61.3mmHg)，均显示明显差异($P<0.05$)。本组 HDP 提示对肺心病Ⅱ呼吸衰竭治疗改善其低氧血症的同时，可避免 CO_2 潴留。配合超声雾化有利于减少气道干燥。

刘翱等报告 12 例肺心病急性重症Ⅱ型呼吸衰竭患者应用 HDP 治疗的即时血气变化。治疗方法：HFJV 通气频率 100 次/min，氧驱动压 $1.0kg/cm^2$，呼吸比 1∶2，EDP 起搏 14 次/min，电刺激强度为 0~120V，重复频率40Hz，通气供氧与膈肌起搏同步进行 30~60min。治疗后即取动脉血气分析与治疗前比较，PaO_2 从治疗前 4.15±3.22kPa 上升至 7.74±2.89($P<0.01$)，$PaCO_2$ 从治疗前8.28±4.55kPa 降至 6.02±3.2kPa($P<0.05$)。研究表明，HDP 治疗肺心病重症Ⅱ型呼吸衰竭的即时效果尚好。

第11章 高频通气膈肌起搏器(HDP-D) 在院前抢救的应用

1994年根据国内不少医院急救的临床需要，希望能设计用于院前现场抢救的HDP。经过短期研制，在原有HDP技术基础上，增加蓄电池、小型氧气钢瓶等装置，并将HDP仪器缩小体积和重量(9kg)，方便携带。这种HDP-D型机适用于救护车上的现场抢救，也适用于伴随车床护送患者作X光检查或一些特殊检查。经过广东、广西两地域医院验证，达到了原设计要求。

经过多中心的急诊科报告，HDP在院前抢救的应用观察情况分述如下：

(1)广东省急诊医学会报告应用HDP-D型机抢救47例患者。其中男性29例，女性18例，年龄31~86岁(平均68岁)。COPD并发呼吸衰竭32例，重症支气管哮喘10例，心源性哮喘3例，ARDS1例，夹层动脉瘤1例。

①HDP-D机高频通气频率100次/min，呼吸比1：1，氧驱动压1~1.5kg/cm^2。

②观察步骤：院前接诊患者后，即行HDP30min，观察患者治疗前后的心率、发绀、呼吸率、肺部罗音变化情况及检测血氧饱和度(SaO_2%)、$PaCO_2$等。

③结果：47例经HDP治疗30min后，肺部罗音及唇甲发绀减轻，心率由116.86次/min降至97.32次/min，约减慢6.54次/min，治疗前后比较有显著差异($P<0.05$)，平均呼吸率由29.82次/min降至21.51次/min，减慢约8.31次/min均有显著差异($P<0.05$)，治疗后平均SaO_2 95.68%，$PaCO_2$由56mmHg下降至32mmHg。

作者认为，本组患者经 30min 住院前抢救，在缓解症状、控制病情和改善缺氧情况，提高血氧饱和度方面疗效确切。该机较轻便，备有随机小氧气筒和充氧装置。并可使用救护车上电源，为院前抢救新增加一科简易，安全、有效的治疗手段。

(2)广东省人民医院急诊科陈刚等报告 10 例患者，肺气肿呼吸衰竭 7 例，支气管哮喘 2 例，心性哮喘 1 例。经 HDP 抢救 30min，唇、指甲发绀改善，呼吸频率从 28.9 次/min 减慢至 20.26 次/min，心率从 118.6 次/min 减慢至 96.2 次/min，$SaO_2\%$ 从 82% 升至 94%，$PaCO_2$ 从 58mmHg 下降至 33mmHg。

(3)广州市第一人民医院急诊科关秉贤、刘平报告 15 例急诊院前抢救 COPD 呼吸衰竭 13 例，支气管哮喘、急性心肌梗塞、夹层动脉瘤各 1 例。均接受 HDP 住院前治疗 30min，缺氧体征改善，平均心率从 118.6 次/min 降至 97.32 次/min，有显著差异($P<0.05$)。平均 $SaO_2\%$ 为 95.68%。

(4)中山医科大学附属第一医院急诊科李天木报告 12 例。其中呼吸衰竭 6 例，ARDS 1 例，重症哮喘 5 例。以上 12 例均用 HDP 治疗(HFJV)，部分配合 EDP 治疗。缺氧体征减轻或消失，呼吸频率从 36 次/min 减慢至 18 次/min，$SaO_2\%$ 从 84% 升至 96%，PaO_2 从 30mmHg 上升至 88mmHg，$PaCO_2$ 从治疗前 55mmHg 下降至 32mmHg。作者认为，重症哮喘患者若能配合双侧 EDP 疗效更佳，呼吸衰竭患者最好采用 HFJV+EDP 同时治疗。ARDS 患者则应加大氧流量(6~8 L/min)为宜。

(5)广州医学院附属一医院急诊科苏雪娥等报告 26 例，急性左心衰竭 9 例，COPD 急性感染呼吸衰竭 8 例(伴发休克 2 例)、感染性休克 3 例、肺心综合征 2 例、急性心肌梗塞心律失常 1 例、重度有机磷中毒 1 例、汽油中毒 1 例。观察方法：患者经血饱和度($SaO_2\%$)测试，凡 $SaO_2\%$ 低于 90%，$PaO_2<8kPa$ 具有低氧血症患者，立即采用 HDP-D 开放式通气治疗。高频通气频率 100 次/min，氧驱动压力 0.1~0.3mPa，吸呼比为 1:1。结果：治疗前患者的 $SaO_2\%$ 为 55%~86%，$SaO_2\%$ 低于 80% 患者 17 例(66.2%)。疗效判定：治疗后 20~50min 纠正低氧血症，$SaO_2\%>90\%$ 为显效，否则视为无效。结果有 17 例患者治疗 20min 达显效(65.4%)，50min 显效 22 例(85%)，无效例(15%)。

　　作者认为，HDP-D 型高频呼吸填补了国产呼吸机离开医院不能运转的空白，解决医院外运转的难题，为危重患者争得抢救时间，带给患者生的希望。作者还提出如下体会：①本组采用 HDP-D 抢救危重患者应急性能好，操作简单，患者突发性低氧血症，不管医生和护士都能分秒必争进行有效氧疗，只要启动电源，全部参数均在标准状态，比一般鼻导管输氧还迅速方便。②HDP-D 随机装置蓄电池及小型氧气瓶，患者在任何地点都可使用。本组抢救病例既有在病人家中，转运路途上，急诊分诊大厅，诊床，甚至运送患者作特殊检查及护送患者入院途中等都能使用自如。③HDP-D 不影响患者自主呼吸，但在治疗过程中仍要注意气道开放及时清除气道分泌物。④HDP-D 是抢救危重患者综合措施之一，改善低氧血症无疑对危重患者预防多器官衰竭(MOF)的首要措施。

第12章 高频通气体外膈肌起搏
研究展望

笔者通过 20 余年的潜心研究，把体外膈肌起搏器（EDP）以单一仪器研制和应用发展到多功能，多结构的综合系统，把功能性的电刺激膈神经，引起膈肌收缩技术与高频通气的供氧装置相互结合、取长补短的高频通气膈肌起搏器（HDP）。这是 EDP 和 HFJV 技术在解决呼吸功能不全治疗方面前进了一大步。

笔者推荐以下几个值得临床研究的课题：

1. 进一步加强高频通气膈肌起搏(HDP)的临床研究

高频通气（HFV）对急性呼吸衰竭，如 ARDS 积累了不少临床经验，由于增添了 EDP，势必使 HFJV 作用更为完善。当前，十分强调肺保护性通气策略指导对 ARDS 的临床抢救。并认为常规通气（CMV）在纠正低氧血症的同时可造成呼吸机相关性肺损伤。最近提出小潮气量肺保护性通气理论，已从小潮气量发展为对气道平台的限制（$<30cm$，H_2O）。看来，笔者以往应用 HFJV 和 HDP 治疗 7 例 ARDS 所获成功是完全符合上述理论的。

目前，人禽流感（A/N5/H1）和甲流（N1/H1）在全球流行，其中不少患者病毒侵犯肺组织，造成广泛性肺泡浸润、肺间质水肿、肺泡渗液，从而导致换气障碍，严重低氧血症。有报告 28 例人禽流感中合并 ARDS 患者 22 例。从现有报导分析，甲流（N1/H1）患者的临床和胸 X 线征表现与 ARDS 相似。因比，甲流所致的急性呼吸衰竭致死原因估计是由 ARDS 所致。然而，HDP 具有小潮气量，低气道内压等特征，从治疗学上，依据是合理的，临床实践也证明，HDP 对 ARDS 治疗是有效的。目前仍未见采用 HDP 治疗这一类的病例研究报道。笔者认为值得探讨。

2. HDP 对 COPD 肺康复的研究

由于 HDP 具有 HFJV 和 EDP 两者功能，每日 30~40min，EDP 治疗并同时配合 HFJV 氧疗，患者一定能改善呼吸困难，其后可给 COPD 患者作下肢步行锻炼，或上肢运动，使骨骼肌萎缩改善。肌肉乳酸中毒减轻或消失。COPD 患者经过 1~2 个月肺康复治疗之后，使患者能从焦虑、忧郁中脱敏，此称之为中枢性脱敏作用。笔者推荐上述具有中国式的肺康复计划，可以推广到社区和家庭。

3. 开展对睡眠呼吸暂停综合征的 HDP 治疗研究

国外植入膈肌起搏器治疗先天性低通气综合征已有确实的效果。而体外膈肌起搏对成人或儿童的睡眠呼吸暂停综合征是否有效，是值得探讨。其理由目前仍无特效的物理疗法。EDP 无创性、操作简易、容易为患者所接受；胡克报告应用 HFJV 鼻导管吸氧改善慢性心力衰竭患者 Cheyne-Stdles 呼吸暂停综合征的低氧血症有效。

4. HDP 对哮喘的临床研究

特别对严重哮喘的抢救研究，早在 1985 年，笔者曾使用 HFJV 救治一例哮喘并发 Ⅱ 型呼吸衰竭患者。血气分析：pH 7.23，PaO_2 62.9mmHg（8.27kPa），$PaCO_2$ 57.7mmHg（7.7kPa）经 HFJV 治疗 24h 后 pH7.35，PaO_2 167mmHg（22.3kPa），$PaCO_2$ 45.0mmHg（5.0kPa）。HFJV 治疗 5d 撤除呼吸机（64）。薛青报告 HFJV 治疗重症哮喘 16 例，PaO_2 从治疗前 48.1±10 mmHg 至 87.0±12.0 mmHg，HFJV 4h 后 $PaCO_2$ 由治疗前 50.0±16mmHg 至 49.0±9.0mmHg 提示 HFJV 对重症哮喘治疗有效。高频通气膈肌起搏（HDP）的目的是解决哮喘频发患者对皮质激素的长期依赖以及全身用药的副作用。探索无创性救治致死性哮喘的 HDP 治疗方案。（因为过去抢救危重哮喘患者大多数需要气管切开和应用常规机械通气，容易发生感染并发症，增加护理和延长住院时间）。

后　记

笔者在中国工作和生活期间，曾先后均以第一发明人获得了五个发明专利。其中于 1987 年 5 月，在中国广州中山医科大学附属第一医院的体外膈肌起搏装置及技术应用发明专利，于 1988 年在北京国际发明展览会上获金牌及奖状证书。由于体外膈肌起搏技术以及临床研究在中国和国外都是首创性的，在西安全国第五次肺心病会议和中国、加拿大国际交流会上，我作了题为《体外膈肌起搏（EDP）对慢性阻塞性肺病（COPD）肺功能康复》的研究论文报告，引起与会者极大兴趣。1988 年 4 月论文亦在日本名古屋的全日 ME 国际会上宣读。从 1987 年至 1989 年期间，除了第一个专利转让给一家工厂生产之外，我还与中山医科大学电教中心工程师张灿辉共同申请了第二个专利，供大学生产销售（见附件 4）。因而中山医科大学附属一院与大学本部产生了经济矛盾，令我在其漩涡之中。

由于我随家庭移民美国，经中山医科大学彭文伟校长和刘希正党委书记批准，我停薪留职两年。1989 年 3 月我离开了学习和工作 30 余年的中山医科大学和医院到了美国纽约大都市。1989 年 7 月我曾应邀，并携带了第二个专利 EDP 产品到耶鲁大学医学中心会见了体内膈肌起搏发明人格林（Glenn）教授，介绍体外膈肌起搏电极放置点以及 EDP 对 COPD 的临床研究。由于格林教授已 76 岁退休了，失去留我在该院作研究的机会。

1989 年 11 月我返回广州，由于种种原因我没有返回医院工作。从 1990 年至 1991 年 7 月，我与广州天河医用电子公司合作，生产和推广 EDP 产品，到全国各地讲学，取得很好的经济效益和社会效益。在临床应用 EDP 期间，发现有些 COPD 患者氧分压改善不明显或下降，尤其是严重患者。基于我曾从事高频通气临床研究多年的经验，提出将高频通气（HFV）技术移植到 EDP 装置的设想，与练洪琛高级电子工程师合作研制并申请发明专利（附件 4）。嗣后，高频通气膈肌起搏器（HDP）专利产品很快在广东多家省市医院临床验证安全有效。

一、发明创造是留给有准备的人——体外膈肌起搏如何问世

记得在 1976 年，我从医院的高干病区当主治医生位置刚转回内科呼吸病区工作不久，曾参加过由李溢煊讲师领头的电磁呼吸器的研制，与广州电子所合作虽然取得了成功，试制出一台样机，提供临床试用。由于该机的设计尚缺乏呼吸生理的特征，气道压力过高，不利于血液循环回流，而没有再继续使用。此时，上海第一医学院附属中山医院李华德等人，已经研制出正压机械呼吸器，在上海生产供医院应用。自此以后内科呼吸专业组便无人做这方面的工作了。

1986 年底，毛衣理技术员找到我，手里携带一台电刺激器，希望与我合作。他还说曾与理疗科一位老师合作治疗小儿麻痹研究已有一年多，没有较好的成果，能否改与我合作，做些呼吸方面的研究。当时我想，电刺激器用于呼吸系统是否考虑用作呼吸机？当即试将电极放置肋间肌和腹直肌，通过电流刺激，却未见胸廓呼吸运动反应。然而呼吸生理表明，膈肌是最为重要的呼吸肌，在胸腔内犹如呼吸气阀，膈肌收缩运动带动呼吸运动。膈肌是受膈神经支配的，如电刺激膈神经，就有可能达到呼吸活动目的。为了进一步寻找膈神经的电极刺激点，我们到人体解剖室，请教解剖老师。原来膈神经在颈部最佳投影位置是在胸锁乳突肌外缘下 1/3 处。最后我便确定了治疗电极（阴极）放置点在颈部此处；无关电极（阳极）放置于胸大肌皮肤。为了寻找更多理论依据，我从国外文献 Place，Am Surg 等杂志发现美国学者 Glenn 早在 1964 年已经开始了电膈肌呼吸法、体内植入电极的膈肌起搏治疗脊髓四肢麻痹呼吸功能障碍患者。很快我和毛衣理撰写了一篇综述《膈肌起搏现况》译文发表

在国外医学内科分册上(1987)。这是我首次向外界发出的研究信息。此时，经我正式确定这个电刺激器被命名为"体外膈肌起搏装置"(附件4)，并确定体外膈肌起搏装置及应用研究，作我的科研课题正式向内科和医院申请科研经费。令人遗憾的是，我的申请却没有被采纳。后来我到中山医科大学科研处找到了处长，得到了他的支持，同意借5000元人民币作科学研究开支。

过了不久，北京卫生部一位科学技术司长来中山医科大学检查科研工作，我被通知前去汇报我的科研课题。我讲了体外膈肌起搏装置及应用研究准备分三步进行：①体外膈肌起搏器对正常人和COPD肺气肿患者肺功能影响。②膈肌起搏在X光荧屏下观察膈肌移动变化。③膈肌起搏对COPD患者治疗前后的血气分析影响。司长听后讲了几点意见：①研究课题有创新性，目前国内外空白；②你的研究思路清晰；③做好保密，赶快申请专利，保护知识产权；④完成研究以后尽快做科研成果鉴定，将专利技术转让生产，临床推广应用。不久我的科研课题便成为大学的重点项目。经过半年努力，我们的计划也一一实现。由于我是职务发明人，其专利权属于医院所有。1987年8月5日，体外膈肌起搏器研制和应用研究科技成果鉴定会，在中山医科大学的支持下，由钟南山、牛汝楫、韩清韶3位主任委员等10位专家教授评审委员通过。此时，主管科研工作的副院长将专利转让给广州黄埔开发区工厂生产。

1988年10月，体外膈肌起搏装置及技术应用发明专利参加了北京国际发明展览会，我的发明专利获得了金牌和奖状(全展览会金牌13块，广东省3块)为广东省、中山医科大学、第一附属医院争得了荣誉。领导也喜上眉梢。

由于体外膈肌起搏在应用于COPD、哮喘、顽固性呃逆等疾病治疗方面取得疗效，要求门诊治疗患者众多，我决定在呼吸内科开辟一间病房，放置5台膈肌起搏器供门诊患者治疗。此时广州市已开始改革开放，医院鼓励一些科室承包诊治一些热门项目。当时由大内科承包了膈肌起搏室，仅此专项收入半年内已达10万元以上。

我在北京国际发明展览会上，亦曾接受《人民日报》社记者曾宪斌的采访。他在《人民日报》1988年10月12日发表了采访文章

《不合理的比例尺——从谢秉煦的感慨看科研创值的分配问题》为发明者所创造的财富呼吁社会制定政策，应该给发明者更合理的报酬。

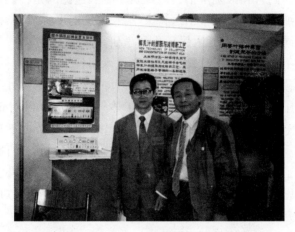

中国发明家协会副会长，北京国际发明展览会评委主任张开逊教授评审后
与体外膈肌起搏器第一发明人谢秉煦道贺合影（1988 年 10 月）

下图为展览厅现场采访，由左至右为谢秉煦、张洪玉、曾宪斌、王辰

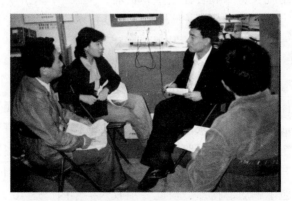

人民日报社记者曾宪斌采访体外膈肌起搏器第一发明人
谢秉煦教授（左 1）记者（右 2）

下图为国家卫生部科技司司长听发明人介绍

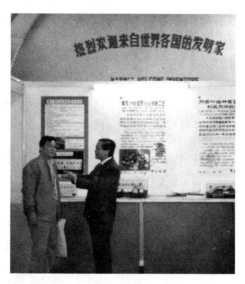

卫生部科学技术司司长参观国际发明展览并听取发明人的研究成果介绍

下图为发明人谢秉煦在展馆表演体外膈肌起搏器操作

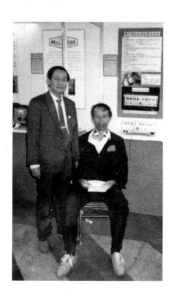

1988 年 10 月在北京参展期间，笔者专程到协和医院拜访了杨子彬教授，参观其医学生物工程实验室。当他获悉我发明了体外膈肌起搏器并取得了专利之后，热情地向我祝贺，他对我说，原来我也曾想过搞这种仪器，没想到你已先搞出来了。他叫来了两位研究生，到国际发明展览会馆参观我的展品。

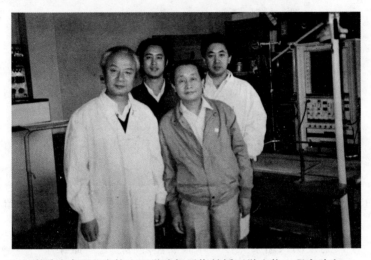

谢秉煦参观北京协和医学院杨子彬教授医学生物工程实验室
左杨子彬、后二人为杨教授的研究生（1988 年 10 月）
杨子彬　中国著名生物医学工程学创始人，国际医学与生物工程院院士、国家医疗器械专家委员会主任委员、国家发明奖、科技进步奖评审委员、中国医科院协和医院教授、博士生导师。

当我在临床研究体外膈肌起搏方面取得了一些成就以后，我便着手作体外膈肌起搏动物实验的研究。此时，大学研究生科长征求我接收两名呼吸系硕士研究生。经我面试之后，我同意接收。其中一名张德平，我想让他作体外膈肌起搏（EDP）动物实验研究，作为硕士研究生课题。在征得其本人同意之后，便确定下来。另一位研究生黄平，我计划他作临床研究。其实我内心还很不踏实，按说以我仍未升正教授的年资，居然还敢于亲自接收两名硕士研究生，已经够胆大了，而且还敢带研究生做动物实验研究。我是搞临床

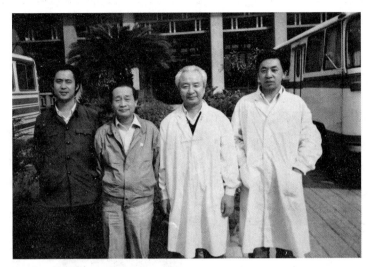

谢秉煦与杨子彬教授及其博士生合影于北京协和医院(1988 年 10 月)

的,从未做过动物实验研究。而且国内外未见 EDP 动物实验研究报道。其次,研究经费的筹备没有预算。

最初,狗的 EDP 实验我与张德平一道进行。从选择狗的体表电极放置和固定,到漂浮心导管插入和心输出量等指标测试,对我和研究生来说有很大的挑战。十分幸运,首次 EDP 对狗心肺功能影响实验完满成功。全身麻醉的狗,在应用 EDP 后,潮气量成倍增加,心输出量增加,肺动脉压下降,自主呼吸停止后,EDP 可维持 3h 以上,各项心肺指标在正常水平。作对照的狗当药物麻醉自主呼吸停止后,不用 EDP 通气,于药物注射后 15min 内死亡。

在我移民出国之前,张德平已经完成了 6 只狗的 EDP 实验研究工作,并初步总结了实验结果,我与张德平讨论完成论文初稿。在我出国以后,他继续完成 16 只狗 EDP 实验研究,如期硕士毕业。该研究论文在中山医科大学学报、国内期刊发表,并在广州呼吸疾病国际会议上宣读论文。

张德平毕业后,想到南京工作,经我向南京市鼓楼医院呼吸科主任侯杰教授推荐,她回答说,谢教授的研究生我接收。他顺利地被接收进入该科工作。张德平后来在鼓楼医院再次取得博士学位。现在，他已经是该院呼吸科主任、教授、硕士研究生导师。

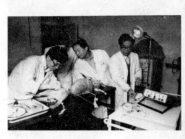
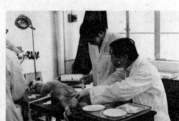
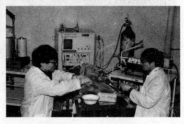

体外膈肌起搏对狗心肺功能影响动物实验研究（1988 年）
右上图站者为研究生张德平，坐者为导师谢秉煦；左图右 1 为生物学教授潘敬运

二、让发明创新更上一层楼——高频通气膈肌起搏器获大奖

我在体外膈肌起搏器推广应用过程中，发现一些 COPD 患者出现呼吸衰竭时，EDP 治疗血气 PaO_2 改善不明显或下降。而使用 HFV 对 COPD 患者并发Ⅱ型呼吸衰竭时，患者的 PaO_2 虽有明显提升，但出现 CO_2 潴留，HFV 成为 COPD Ⅱ型呼吸衰竭患者治疗的困境。能否将 EDP 和 HFV 二者合而为一彼此取长补短？值得深入加以研究。我将上述的构思与我的 EDP 研制和生产人练洪琛讨论。由于练洪琛是电子电信高级工程师，无论在产品的研制和生产方面都有很强的能力。我们终于取得很有成效的意见，决定将高频通气机的技术移植到膈肌起搏器中。我们从江西购得 1 台 HFJV，解剖

152

该机的技术线路，把 EDP 技术与 HFJV 融为一体，以微电脑控制两项技术结构的运作，这种紧密的合作，是医学临床专家与电子工程专家共同合作的典范，是现代多学科共同合作的创举。

我们仅用了两个多月时间，便完成了仪器设计和发明专利的申请。

从 1990 年至 1991 年 7 月期间，高频通气膈肌起搏器（HDP）虽然已经研制成功，面临着 HDP 临床试验问题。因为我已离开了中山医科大学和医院，失去了很好的平台。庆幸广州市第二人民医院的院长和急诊科主任是我的学生，他们很乐意配合做 HDP 临床试验。我用了 2 个月时间，每日留守急诊室做 HDP 临床应用观察。共同完成了 35 例呼吸衰竭 I 型和 II 型患者诊治。其中有 2 例是 ARDS 危重患者，经在急诊使用 HDP 抢救后，1 周痊愈出院，其中一位澳门同胞还送上一面锦旗致谢。此外，第一军医大学珠江医院呼吸科、广东省人民医院、湛江市中心医院、东莞市人民医院、广西医学院等也完成了临床验证工作。

我以 EDP 和 HDP 发明人、呼吸专家身份，应邀先后到浙江杭州、湖南怀化地区、湛江地区、解放军总医院（301 医院）、举办HDP 讲习班，成都军区总医院讲学等。对宣传推广 HDP 新技和产品打下了基础。国内不少研究生或专家也开始用 EDP 和 HDP 作临床研究。

1991 年 3 月开始，计划在我离开广州返回纽约之前，与公司同事一道筹划 HDP 科研成果鉴定和产品鉴定会。1991 年 5 月 18 日在广东省科委和广东省医药管理局共同主持下，HDP 通过了科研成果鉴定，并批准生产销售。鉴定前一天，广东省专利局长、知识产权学会会长亲自主持 HDP 临床应用研讨会。

在我返回纽约之后，广州医用电子有限公司练洪琛向广州市申报 HDP 专利科研成果，均获重大科研成果奖。并推荐国家医药管理局、国家科委授予科技进步二等和三等奖状和奖章。我作为专利第一发明人，直至 2009 年我才获悉迟来的喜讯。

我是一个曾经接受祖国培育成长的医学临床家、发明家、大学教授，深怀感恩之情。

153

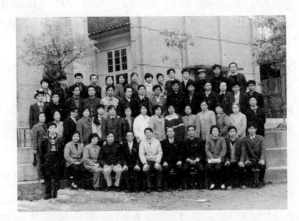

1990 年怀化地区体外膈肌起搏学习班合影

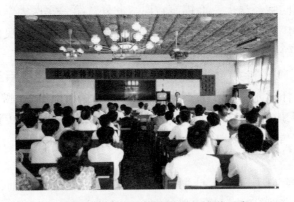

1990 年江西丰城市体外膈肌起搏学习班

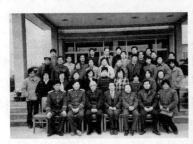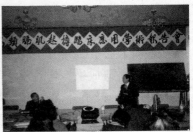

1990 年杭州举办高频通气膈肌起搏临床应用学术报告会

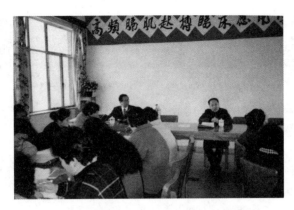

谢秉煦作高频通气膈肌起搏临床应用报告

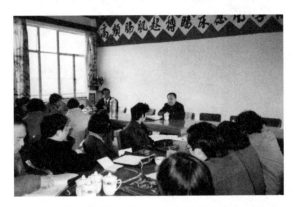

浙江医学会副会长全程主持会议

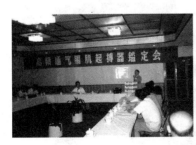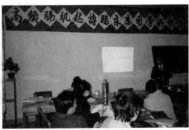

谢秉煦学术报告

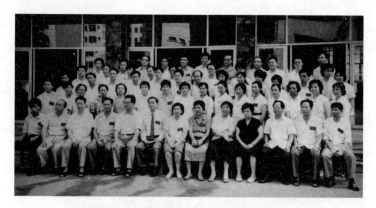

1990 年 6 月谢秉煦教授到广西南宁市讲学推广
高频通气膈肌起搏器与讲习班全体成员合影

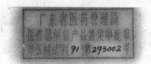

建议密级	
批准密级及编号	

科学技术成果鉴定证书

编号（1991）粤科 鉴字 82 号

成果名称

高频通气膈肌起搏器

成果完成单位：　广州天河电子产品技术部

鉴定形式：　专家鉴定

组织鉴定单位：　广东省科委
　　　　　　　　广东省医药管理局

鉴定日期：　1991年5月18日

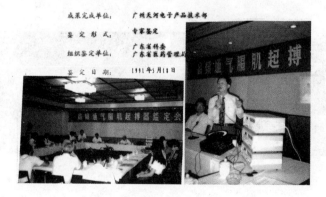

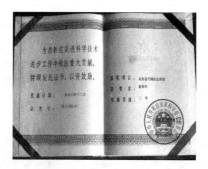

国家科委授予谢秉煦科技进步三等奖证书

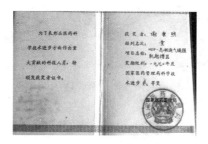

国家医药管理局授予谢秉煦科技进步二等奖证书

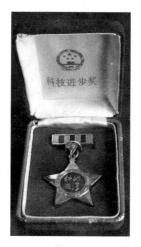

谢秉煦奖章(国家科委科技进步三等奖)

157

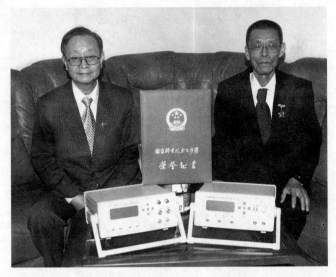

高频通气膈肌起搏器发明人谢秉煦、练洪琛合影　2010 年 5 月

三、要学点自然辩证法——文笔是炼出来的

1976—1979 年期间,百废待兴,开始改革开放,发展生产,重视科学研究。卫生部组织一次医学高等院校一部分教师进京参加高级自然辩证法学习班。我被大学推荐入班学习。讲课者是社会科学院副院长、中国哲学研究所所长于光远,讲自然辩证法。泌尿生殖专家、医学科学院长吴阶平、他生动地以肾结核诊治为例,介绍如何挽救患者。协和医科大学血液病专家邓家栋教授,以客家话的家乡口音,讲述许多疑难杂症的临床辩证思维方法,令我这个梅县老乡感到特别亲切。我听后受益颇深。邓教授是党员专家,中央保健局局长,教育学家。学习班结业后,中山医学院党委副书记亲自组织 5 位教师编写自然辩证法教材,由我撰写"自然辩证法讲义之三,医学中的辩证法问题"。我也曾被本校和广州中医学院聘为研究生班自然辩证法讲授教师。还编写《自然辩证法讲义》一书,北

京教育出版社发行。《中国医学与哲学》杂志也应运而生,我被聘为该杂志特约编辑。直至我出国以后还保留了数年。多年来我曾在该杂志发表过6篇论文,内容涉及误诊与误治、成功与失败、宏观与微观等辩证关系,论述中有许多是我本人的临床经验。

譬如临床用高频通气治疗呼吸衰竭(Ⅰ型和Ⅱ型)都有不同的疗效。常规机械通气(CMV)与高频通气(HFV),前者是大通气量和高气道压,这是宏观的机械通气。而后者是小潮气量、低气道内压,以分子弥散到肺泡,用以改善患者的低氧血症,避免肺损伤,是着眼微观的作用。呼吸运动气道内气体集团移动是呼吸的宏观过程,常规通气(CMV)是加强宏观过程;而气体的布朗运动穿过肺泡毛细血管的弥散是通气的微观过程。HFV的作用是加强微观的生理过程。例如我在1983年第11期的广东医学杂志上发表结节性多动脉炎(7例临床分析及误诊原因探讨)一文,指出该病(PAN)是一种较少见的结缔组织病,其原因是常以重叠综合征表现:症状和体征重叠;病理改变的重叠:血清免疫学的重叠。因此,常与风

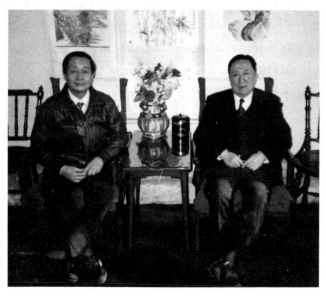

中国医学科学院院长吴阶平在寓所接受访问留影 1990 年

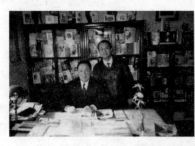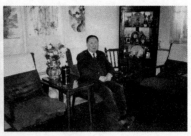

医科院长吴阶平在寓所接受采访　1990 年 1 月

湿病、系统性红斑狼疮、周围神经炎、胸膜结核等病混淆。要防止误诊和误治，除了提高对本病知识的掌握之外，善于运用临床辩证思维方法也十分重要。目前，对 PAN 的认识仍存在不少问题，有待今后认识和提高。在认识的长河中，人们对疾病的认识是无止境的。总是从不知到知，从知之不多到知之较多。

　　作为过来的长者，我愿意和读者一道，探讨如何写作科学论文和投稿发表文章。当你自己收集了临床资料或科研实验材料时，在你动笔写作之前，要心中有数，知道你的结论是什么？是否有独特的或新的见解？是否有应用推广的价值。例如，1988 年第 11 期的《中华结核和呼吸杂志》上发表了一篇高频通气救治 5 例成人呼吸窘迫综合征论文。病例数不多，但采用 HFJV 方法治疗，没有施行气管切开或气管插管创伤性手术，操作简便有效，临床资料具有说服力，文中有新见解，提出 HFJV 治疗 ARDS 的优点等，审稿仅半年左右便发表了。我认为这篇论文颇有推广应用价值。此 5 例患者都是我本人亲自指导治疗和追踪观察的。又如 1988 年底，为了出席 1989 年全国呼吸道感染会议，我请董雪聪医师收集一批老年人肺炎住院病历，作回顾性病例分析。然后由我撰写成论文，投寄中华呼吸学会大会处。我从该文材料总结出老年人肺炎特征和诊断要点。该稿件被大会采纳，且安排在分组会场宣读，论文也收编在会议纪要之中。

　　我在 1974 年便被提升为呼吸科代理主治医师，要管理较多病人，又常常去参加院内外会诊，有更多机会积累临床经验。开始撰写文章投稿初期，屡遭退稿之苦。但我不灰心，请教前辈，慢慢积累写作经验。我从 1978 年开始以第 1 作者的论文在《新医学》、《广东医学》发表。直至 1989 年 3 月移居美国时为止，第 1 作者发表论文 180 篇以上，还应人民卫生出版社约稿主编《今日治疗》（1989）专著呼吸系统部分。应卫生部科学技术司、上海医学科学技术情报研究所约稿撰写了膈肌起搏研究进展论著（1989）。

我的儿子谢暾博士（Dr. Tun Jie）1989 年随家庭移民美国后，继续在纽约州立大学读取生物化学和电脑科学双学士以后，读取医学博士学位。现已经在 Arizona 州立大学医学院任助理教授、普外专科、腹部器官移植（肝肾胰腺）专科主任。虽然毕业只有 6 年，他已经主刀做了 250 例肾移植、肝移植 50 例、胰腺移植 60 例。他的外科手术在医学院和当地以手术快准、出血量少，手术后并发症少而有点名气。但发表论文还不多。他曾说希望像父亲在中国的时候那样，在大学医院当医生和教授，作医学研究。我鼓励他今后应多发表论文，把自己积累的经验整理发表，让美国更多同行认识他，从他的成就中获益。

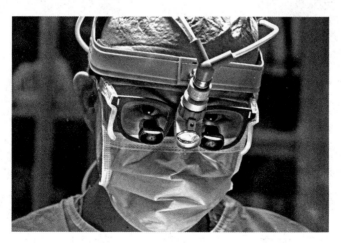

谢暾医学博士（Dr. Tun Jie）在器官移植手术前

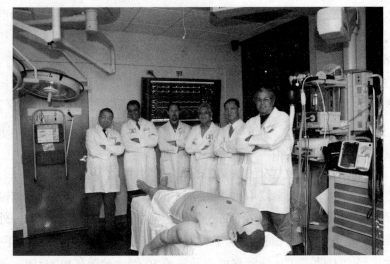

胰腺和肾脏联合器官移植成功病例杂志报导插图
美国亚利桑那州立大学医学院医疗中心 器官移植小组由谢暾博士
（Dr. Tun Jie）手术主刀（右第二位） 手术床者为接受移植者 March，2011 年
注：手术床者为移植患者模型

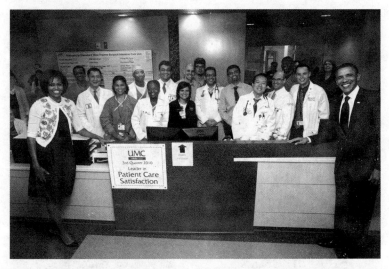

美国总统奥巴马和第一夫人探访亚利桑那州立大学医学中心与医生护士合影
前左 1 为第一夫人 谢暾医师左前第 2 人（总统随员摄影 2010 年 12 月）

附件

1. Dr. Glenn 教授写给谢秉煦医生的邀请信

Yale University

SCHOOL OF MEDICINE
DEPARTMENT OF SURGERY
333 Cedar Street
Box 3333
New Haven, Connecticut 06510

WILLIAM W. L. GLENN, M.D.
Charles W. Ohse Professor Emeritus

July 5, 1989

Dr. Jie Bing hui
85-39 54th Ave.
Elmhurst, NY 11373

Dear Doctor Jie Bing hui:

Thank you for your letter of June 18, 1989, and the enclosed reprint.

I am most pleased to read of your success in the treatment of chronic hypoventilation in patients with COPD using your external diaphragm pacemaker. As you know, Stanley Sarnoff used this technique in 1948 in his physiological studies on phrenic nerve stimulation and actually applied it to a few patients, for up to about 50 hours, with bulbar polio-myelitis. As I recall he had some difficulty keeping the skin (cathode) electrode in constant contact with the nerve in the neck using his "thimble" electrode. I hope you have been able to overcome this problem.

With regard to your request for help with your work, I am afraid I can do no more than to refer your gracious letter to my colleague Dr. John Elefteriades, who has taken over my work on diaphragm pacing, both experimental and clinical, since my retirement last year. I hope he will be able to help you.

I had the good fortune to present our work on diaphragm pacing in the Fu Wai Hospital in Beijing several years ago, at the invitation of Professor (Doctor) Kou Chia-Chiang. It was a memorable occation for me.

With my good wishes,

Sincerely,

WWLG:p
CC: Dr. J.A. Elefteriades

163

Yale University

SCHOOL OF MEDICINE
DEPARTMENT OF SURGERY
333 Cedar Street
Box 3333
New Haven, Connecticut 06510

WILLIAM W. L. GLENN, M.D.
Charles W. Ohse Professor Emeritus

July 5, 1989

Dr.Jie Bing Hui
85-39 54th Ave.
Elmhurst,NY 11373

亲爱的谢秉煦医生：

感谢你于 1989 年 6 月 18 日的来信，并附上论文复印件。

我很高兴阅读你的文章,在体外膈肌起搏器用于 COPD 患者治疗的成功。如你所知，史丹尼斯诺夫(Stanley Sarnoff) 曾于 1948 年应用过这种技术，在他的膈神经刺激生理学的研究而且实际上只用了几个脊髓灰质炎球麻痹患者，大约 50 小时。当我再去电话时，他有一些困难，即在于应用他的"针刺状"皮肤电极与颈神经保持不变接触有困难。我希望你已经能克服这个难题。

关于你提及帮助你的工作，很遗憾我除了将你的信转送给我的同事约翰医生外不能做更多的事，因他己接替我的膈肌起搏研究和临床工作，自去年开始我己退休，我希望他将会帮助你。

我有幸曾于几年前在北京阜外医院表演我们的膈肌起搏手术，并得到 Kou Chia-Chiang 教授(医生) 款待。令我难忘。

致良好的祝愿

诚实的
格林　签字

抄送：约翰医生

2. Dr. John 教授写给谢秉煦医生的邀请信

Yale University

John A. Elefteriades M.D.
Associate Professor
Section of Cardiothoracic Surgery
Department of Surgery
School of Medicine
333 Cedar Street
P.O. Box 3333
New Haven, Connecticut 06510-8062

Campus address:
121 Farnam Memorial Building
Telephone:
203 785-2705

July 14, 1989

Dr. Jie Bing hui
85-39 54th Ave.
Elmhurst, NY 11373

Dear Doctor Jie Bing hui:

Dr. Glenn has forwarded your letter of June 18, 1989 to my office.

I would be happy to help in any way that I can with your experimental study of external diaphragm pacing.

I believe that it would be helpful if you could provide me with any additional printed information beyond that included with your original letter to Dr. Glenn that you may have available. Perhaps you might like to visit us at Yale so that we could show you some of our in-house phrenic patients and so that you could speak with myself, Dr. Jacob Loke from Pulmonary Medicine, and Dr. Glenn if he should be available.

Please feel free to call my office to arrange such a visit if you desire.

Thank you very much for bringing your very interesting and promising work to our attention. Dr. Glenn, Dr. Loke, and I have been interested for quite some time in applying the diaphragm pacing technology to COPD and are, in fact, preparing a proposal for our Human Investigations Committee. It would be helpful to us to benefit from your experience in this regard.

Sincerely,

John A. Elefteriades, M.D.

JAE:gt

cc: WWL Glenn, M.D.
       Jacob Loke, M.D.

Yale University

July 14, 1989

John A. Elefteriades M.D.
Associate Professor
Section of Cardiothoracic Surgery
Department of Surgery
School of Medicine
333 Cedar Street
P.O. Box 3333
New Haven, Connecticut 06510-8062

Campus address:
121 Farnam Memorial Building
Telephone:
203 785-2705

Dr. Jie Bing hui
85-39 54th Ave.
Elmhurst, NY 11373

亲爱的谢秉煦医生：

格林医生递送了你于 1989 年 6 月 18 日来信到我的办公室。

我会很高兴以任何途径帮助你的体外膈肌起搏经验性研究。

如果你可以提供给我任何更多的论文材料,包括你寄给格林医生原信件,你可能还有的话, 我认为将会有帮助。也许你愿意访问我们耶鲁, 这样我们将让你看我们的膈神经病房, 同时, 你可与我本人, 肺内科杰可陆医生和格林医生交谈, 如果格林有可能的话。

如果你决定了, 请随时打电话我的办公室安排访问行程。

十分感谢你带来对我们所关注,你的很有兴趣和有希望的工作。格林医生, 陆医生和我有兴趣抽出些时间探讨膈肌起搏技术应用于 COPD 等, 事实上, 为我们的人口调查委员会(Human Investigations Committee) 预备提议 , 而由你在这方面经验对我们将会从中受益。

诚实的

约翰 医学博士 签字

抄送：格林医学博士　杰可陆医学博士

3. 人民日报记者曾宪斌采访报道文章

不合理的比例尺

——从谢秉煦的感慨看科研创值的分配问题

曾宪斌

（第 3 版（科教·文化·体育）《人民日报》1988 年 10 月 12 日专栏）

　　正在北京举行的 1988 年国际发明展览会上，广东展区唯一的一项医疗发明展品——体外膈肌起搏器，引起了国内外同行的特别关注。我国著名心血管专家、《中华内科》主编翁心植因出席国际会议未返，特写信给主要发明者谢秉煦，高度评价并订购膈肌起搏器，同时派其研究生王辰前往取经。

　　肺气肿呼吸功能康复治疗是目前国内外医学界的一个难题。广州中山医科大学附属第一医院内科副教授谢秉煦等人发明的体外膈肌起搏器，是一种无创伤性膈神经电刺激器，为国内外首创。通过它的治疗，可使肺气肿病人的通气量增加 50% 以上，改善气短等缺氧症状，帮助膈肌功能的康复。该院开设膈肌起搏门诊，到目前已治疗达 3 万例次，有效率达 90% 以上。前来订购膈肌起搏器的北京红十字朝阳医院呼吸研究中心主治医师张洪玉说："这对肺气肿病人确实是个福音。以前没什么招数，现在好了，有了心理治疗和康复治疗的有效手段。"

　　谢秉煦等人发明的膈肌起搏器在获得社会效益的同时，也得到了可观的经济效益。仅今年而言，广州电子产品技术开发公司推广该项成果创值 70 万元，中山医科大学第一附属医院开设膈肌起搏门诊，为医院增加收入达 10 万元。加上技术转让费等不完全统计，该成果创值超过 82 万元。

然而，作为主要发明者的谢秉煦，前后所得到的报酬，只有千余元，与该成果的价值、经济效益不成比例。这千余元主要来自一笔技术转让费的分成。这笔钱共 1 万元，扣除科研管理费、科研费、上交医院等部分，归到谢秉煦名下的，只有 800 元。

为发明这个膈肌起搏器熬过无数不眠之夜的谢教授，对名利看得很淡。当有人觉得他的劳动付出与报酬之比极不合理、以为是有人作梗时，谢教授总是解释一番："医院领导对我的生活、科研一直都十分关心，大力支持。而且在尽可能的情况下，多给一些，多照顾一点。"

分配不合理的症结，在于现存的一些规章制度不合理，当领导的就算是个明白人也无可奈何。如，根据发明人技术转让提成的分配条例，发明人仅能提取转让费的 5%~10%。再如，广州电子产品技术开发公司因生产膈肌起搏器而获丰厚利润，他们也认为应当与发明人分成，至少有个表示，可因为没有相关的条文，"名不正而言不顺"，给不了。该公司总经理谭仲华对此十分遗憾："没有老谢，哪会赚这么多钱？而我们却没法给最有功劳的人一点报酬，实在不合理。"原广东省高教局局长黄其江专门对谢秉煦的科研及报酬情况进行了调查，并将材料上报国家教委。

他说："现行的有关高等院校科技人员成果费分配方案，当初是我参与制订的。如今看来，许多规定不合理，不利于调动科研人员的积极性。应当及时修订、改进。"他感慨地对谢秉煦说："你如果在日本发明了这种医疗仪器，就技术转让而言，至少应得 50%~60%才合情合理。"

翁心植的学生王辰也打算研制新的医疗仪，但对谢教授所得的微薄报酬感到寒心。

他认为，现在的知识分子待遇本来就很低，他们搞科研所经历的千辛万苦，非常人所能理解，如果都像谢教授的境遇这样，那谁还会热衷科学研究呢？

4. 已实施的 3 个专利, 其中 2 个专利获奖

(1) 谢秉煦第 1 个获奖专利, 已实施投产供临床应用。

申请专利号	CN87208778.6
专利申请日	1987.06.03
名称	体外膈肌起搏器及其使用方法
公开(公告)号	CN2030488
公开(公告)日	1989.01.11
类别	人类生活必需(农、轻、医)
颁证日	
优先权	
申请(专利权)	中山医科大学附属第一医院;中山医科大学生物医学工程开发中心
地址	广东省广州市中山二路 58 号
发明(设计)人	谢秉煦;毛衣理;伍于添
国际申请	
国际公布	
进入国家日期	
专利代理机械	中山医科大学专利事务所
代理人	王培琼;王毅梅
摘要	
本实用新型为体外膈肌起搏器。属于一种医疗仪器, 它是由外壳、手动开关、转换开关及集成电路块组成的两个通道。其特点在于严密控制各电路的输出参数, 使其能达到治疗的目的。本实用新型具有无创伤性, 操作简便等优点, 适用于慢性肺阻塞性肺病引起的呼吸困难综合征。呼吸肌病引起的呼吸功能不全的治疗。并对急性呼吸衰竭的病人有效。	
主权项	
一种体外膈肌起搏器, 它是由外壳与集成电路组成。其特征在于外壳的左上端装有手动开关及转换开关, 由集成电路块组成通道 1 与通道 2, 手动开关与转换开关接脉冲信号发生器 IC5, 经触发电路 IC1 发出触发信号, 在脉冲络时序电路 IC3 和 IC4 控制下, 同步或异步地经振荡及放大电路 BG1 和 BG2 输出	

（2）谢秉煦第 2 个专利已实施生产供临床应用。

一种膈肌起搏呼吸仪，是对体外膈肌起搏器的一种改进，属于物理疗法和功能康复的医疗仪器。其特征为按下手动或自动开关，由集成电路产生治疗作用的脉冲串，经过整形、放大的脉冲串通过治疗电极分别作用于患者左右两侧膈神经运动点（胸锁乳突肌外缘下 1/2～1/3 处），刺激膈神经而引起膈肌起搏。具有输出脉冲波形平稳、交直流电源自动转换、发展为微处理机控制等优点。

申　请　号：	89200051.1	申　请　日：	1988.12.30
名　　称：	膈肌起搏呼吸仪		
公开（公告）号：	CN2058102	公开（公告）日：	1990.06.13
主　分　类　号：	A61N1/36	分案原申请号：	
分　类　号：	A61N1/36		
颁　证　日：		优　先　权：	
申请（专利权）人：	中山医科大学附属第一医院；中山医科大学		
地　　址：	广东省广州市中山二路 58 号		
发明（设计）人：	谢秉煦；张灿辉	国　际　申　请：	
国　际　公　布：		进入国家日期：	
专利代理机械：	中山医科大学专利事务所	代　理　人：	成明新；温旭

(3)谢秉煦第 3 个获奖专利，高频通气膈肌起搏器，已实施生产供临床应用。

公開號	CN1018427 B
出版類型	申請
申請書編號	CN 90109631
發佈日期	1992 年 9 月 30 日
申請日期	1990 年 11 月 29 日
優先權日期	1990 年 11 月 29 日
其他公開專利號	CN1052432A
公開號	90109631. 8, CN 1018427 B, CN 1018427B, CN 90109631, CN-B-1018427, CN1018427 B, CN1018427B, CN90109631, CN90109631. 8
發明人	谢秉煦，余明，练洪深
申請者	谢秉煦，余明，练洪深
匯出書目資料	BiBTeX, EndNote, RefMan

被以下專利引用（1），分類（2），法律事件（5）

外部連結：中華人民共和國國家知識產權局，歐洲專利局

高频通气膈肌起搏器
CN 1018427 B

摘要

本发明涉及一种高频通气膈肌起搏器，它由面板控制电路、微处理器、高频通气控制电路、起搏输出电路、显示电路、定时电路、电源电路等组成。其特征是采用微处理机，在原膈肌起搏呼吸仪的基础上增加了高频喷射通气装置；并可使高频喷射通气(供氧)和膈肌起搏同步或异步工作，以达到一机多功能的目的。本发明解决了目前高频通气技术中二氧化碳排出不足的弊病；同时又可保证膈肌起搏实施患者有良好的供氧状态。

聲明所有權（6）

1. 一种高频通气膈肌起搏器，包括面板控制电路 1、微处理器 2、起搏输出电路 4、5、显示电路 6、面板 9、壳体 10，其特征在于：还有高频通气控制电路 3，面板控制电路 1 与微处理器 2 相接，微处理器 2 的输出送到高频通气控制电路 3。

2. 根据权利要求 1 所述的起搏器，其特征在于：微处理器 2 中 IC1 的 38 脚接高频通气控制电路 3 中 1/4IC2 的 9 脚，1/4IC2 的 8 脚通过电阻 R1 接 BG1 的基极，BG1 的射极接 BG2 的基极，BG2 的集电极接高频电磁阀 J 的线圈。

3. 根据权利要求 1 所述的起搏器，其特征在于：IC1 的 37 脚分别接起搏输出电路 4 中 1/4IC2 的 11 脚及起搏输出电路 5 中 1/4IC2 的 13 脚。

4. 根据权利要求 1 所述的起搏器，其特征在于：IC1 的 24 脚接定时电路 7 中 1/4IC2 的 5 脚，1/4IC2 的 6 脚接 BG9 的基极，BG9 的射极通过 R18 接音乐集成电路 IC3 的 5、2 脚。

5. 根据权利要求 1 所述的起搏器，其特征在于：IC1 的 27~34 脚分别与面板控制电路 1 中的通气比例按键 23~25、延时及密度调节增加、减少按键 29、30、起搏次数及通气频率增加、减少按键 31、32、延时及密度选择按键 33 连接，IC1 的 1 脚与起搏及通气按键 34 连接，6 脚与同步及异步选择按键 35 连接，39 脚与定时按钮 28 连接，4 脚与标准状态按键 26 连接。

6. 根据权利要求 1 所述的起搏器，其特征在于：微处理器 2 中集成电路 IC1 的型号为 8749。

图书在版编目(CIP)数据

高频通气体外膈肌起搏研制与临床应用/谢秉煦著. —武汉:武汉大学出版社,2015.8
ISBN 978-7-307-16110-8

Ⅰ.高… Ⅱ.谢… Ⅲ.人体—呼吸—膈—体外式起搏器—临床应用 Ⅳ.R318.11

中国版本图书馆 CIP 数据核字(2015)第 134100 号

责任编辑:谢文涛   责任校对:李孟潇   版式设计:马　佳

出版发行:**武汉大学出版社**　　(430072　武昌　珞珈山)
　　　　(电子邮件:cbs22@whu.edu.cn 网址:www.wdp.com.cn)
印刷:武汉中远印务有限公司
开本:720×1000　1/16　印张:11.5　字数:161 千字　插页:1
版次:2015 年 8 月第 1 版　　2015 年 8 月第 1 次印刷
ISBN 978-7-307-16110-8　　定价:36.00 元

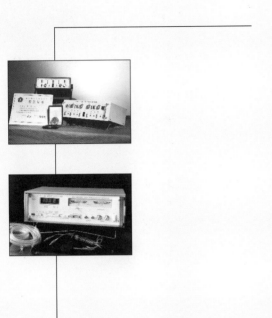

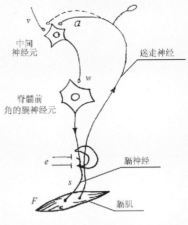

v-神经信号
F-肌力
w-神经元突触强度
e-电极
s-电刺激
电刺激下膈肌起搏的原理

高频通气体
外膈肌起搏研制与
临床应用

谢秉煦 著

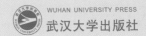

WUHAN UNIVERSITY PRESS
武汉大学出版社